JN254904

井泉尊治

病《やまい》からの解放

——調和の医療があなたを救う

鳥影社

病からの解放

——調和の医療があなたを救う

目次

第3章　サイ・クリニックの漢方療法　61

編集協力　エンデバー株式会社

はじめに

いつまでも健康でいたいと願うのは、だれしも同じでしょう。では、健康とはいったい何でしょうか。

病気ではない状態、そうかもしれません。では、病気とは何でしょうか。健康ではない状態。これでは堂々めぐりです。

あなたはいま、自分が健康だと思っていますか。それとも、病気だと思っていますか。それはどうしてですか。

一度も医師にかかったことがない。だから自分は健康だ――確かにそう思いたくなるでしょう。しかし、人間の生命のリズムは毎日変化しています。若いときの体力をいつまでも維持することはできません。年をとれば、だれでも衰えていきます。そして、いつかは死ななければなりません。

その意味で、絶対的な健康、永久不変の健康というのはありえないのです。そうであるにもかかわらず、私たちは健康という言葉に夢を抱きます。

健康であれば幸せだ。健康でありさえすればなんとかなる。そうした人々の夢を後押しするかのように、健康を維持するための食事法、運動法、生活法などがにぎやかに宣伝されています。いまや、健康産業全盛の時代です。

私から見ると、それらの中には健康を商売にして金儲けをするのが目的、と思えるものも少なくありません。

こうした「健康信仰」時代とも言える現状は、医療の現場にも弊害をもたらしています。健康に不安を抱いた患者さんを助けるのが本来の医師の仕事であるべきなのに、むしろ、患者さんの不安をかきたてる医療になっていると言わざるをえないのです。

つまり、医師が病気を作りだしている、ということです。詳しいことは本文で述べますが、病院ではさまざまな検査をし、その結果の数値で、医師が「あなたには○○病の疑いがある」と病名を告げます。言われた患者さんは「そうか自分は○○という病気なのか」と思い込んで不安になってしまうのです。まるで、病気が悪いことででもあるかのように。

医学の専門家が告げたことですから、一般の人がそれを信じてしまうのは当然のことです。しかし、病名を告げるのは、はたして患者さんのためになることでしょうか。むしろ、不安を増幅させるだけではないでしょうか。

「高血圧症」「糖尿病」「脳梗塞」「心臓疾患」「肺炎」「がん」……たくさんの病名があります。

患者さんはその一つ一つにおどかされて、「自分は病人だ。もう健康ではない」と気持ちが沈んでしまうのです。

しかし、血圧が高い、血糖値が高い、脈が不規則などの数値は、体の一部分の結果を示しているにすぎません。それらの数値を高くしているもともとの原因は、あなた自身のこれまでの生き方全体にあるのです。

そこに目を向けないで、多くの医師が対症療法ですませてしまう。患者さんは、医師に言われるままに薬を服用し、定期的に診察を受けることになります。こうして、生活費の中で医療費の負担がどんどん大きくなっていくのです。

病気は決して悪ではありません。病気の症状は、あなたの体と心に対する警告なのです。古代のはるか昔から、人間は病気とつき合ってきました。現代では糖尿病やがんといった病名がつけられていますが、昔も同じような症状の人はたくさんいたのです。病名がなくても、医学は成り立っていたのでした。

確かに、その後の医学の進歩によって、古代には不治の病だったものが不治ではなくなりました。しかし、医学の技術は進歩したかもしれませんが、その過程で失われていったものもあるのです。

それは、人間という存在を全体的な視野で見る、ということです。手術の技術や医療機器の発達によって、病気の患部を部分的に診断・治療する医療はめざましく発達しました。けれども、そのことばかりに目が向いて、人間の全体を総合的に見るということを忘れてしまったのでした。

病気の患部だけが人間ではありません。部分的に患部が病んでいるからといって、人間としてのその人全体が病気だとはかぎらないのです。

完全な健康がないように、完全な病気もありません。

健康と病気の両方を備えている、それが人間です。医師であるならば、そのような全体的な視野に立って、真の健康とは何か、真の医療とは何か、を考えるべきではないでしょうか。

ところが、いまの日本の医療界はそれを忘れています。医療が営利事業になってしまっているからです。

病気についての通念の誤り、医療界の現状に対する疑問、これらを明らかにするために私は本書を執筆しました。

この本の中で、私は理想の医療とはどうあるべきかを提言しています。ぜひ多くの方に賛同していただきたいと願っています。

第1章　ほんものの医療とは何か

台湾から日本へ

私は、三〇代のころ六年間、東京大学医学部第三外科に研修医として勤務していました。

そのとき、私の担当ではなかったのですが、乳がんで乳房を取る手術をしたあと、抗がん剤を投与されて治療をしている患者さんがいました。その方が、私に漢方薬について相談してきたのです。

「抗がん剤の副作用がつらくて、主治医の先生に出された抗がん剤を飲んでいません。知人のすすめで漢方薬を飲んでみて、調子が良かった。先生から抗がん剤を出されると断れないからもらっていますが、どうしたらいいでしょうか」

この人には精神的なサポートが必要だ、と私は直感しました。そして、じっくり話を聞いたあと、漢方薬を続けるようすすめました。すると、症状がみるみる改善されていったのです。

それを見て、私は思いました。すぐに外科手術をしてしまう医療、患者を苦しめる薬を投与する医療、精神的なサポートをしない医療は、本当の医療と言えるのだろうか、と。西洋医学に対する疑問が湧いてきた最初でした。

私は台湾・高雄《たかお》の生まれです。家族に一人ぐらい医師がいたらいいね、という母の言葉が小さいころから頭にあって、それがきっかけでこの道を志しました。

小学校から高校まで、私は一度も学校を休んだことのない健康な子供だったのですが、高二のとき、医学部への進学を決めたとたん（当時、台湾の高校では高二になると進路別でクラスの編成がありました）、突然原因不明の蕁麻疹《じんましん》に襲われました。ほぼ毎日のように、夕方になると全身が腫《は》れ上がるほどの蕁麻疹に覆われ、激しいかゆみに襲われます。大量の薬を飲まなければ入眠できません。そして、翌日、薬の副作用のため、全身倦怠感、異様な眠気、口のかわきに耐えなければいけませんでした。そのため、勉強に集中することができず、医学部に入るのを断念せざるをえなくなったのです。

そして入学したのが、台湾台中市にある中国医薬大学の薬学部でした。中国医薬大学は、中国伝統医学（中医学）と西洋医学の複合的な発展を目的に、一九五八年に設立されたばかりの医科大学でした。東洋医学と西洋医学を結合させるという医学の基礎と薬学をここで学んだことが、今日の私の医療観の基礎となったと言っていいでしょう。

卒業後は、二年間の兵役を経て外資系製薬会社に就職しました。医療関連機関を廻り、医薬品を紹介する仕事です。しかし、来る日も来る日も医師の冷たい眼差しとつき合わなければならず、病院や薬局に薬を売り込む仕事は自分の性格には向いていない、と実感させられました。そして、新しい天地で自分の生きる人生と場所を探さなければと思い、日本留学を決心したのです。

私は五人兄弟（男四人、女一人）の次男坊で、祖父母、一人のお手伝いさんを入れて、十人ほどの大家族でした。祖母は亡くなるまで八年間要介護の状態だったので、私は中学校まで、厨房、買い出し、介護の手伝いをせざるをえませんでした。

私たち兄弟は、日本が大好きな両親に育てられました。母は自分の過去をあまり語りませんでしたが、女学校を出た後、日本本土へ行き医学を勉強する夢を持っていたのに、父親の許しを得られなくて断念した、ということでした。戦争中は看護婦をしていて、その姿はいまでも私の頭の中に刻まれています。

私が小さいころ、周りの医師のほとんどは、日本統治下の台湾時代に日本に渡り、日本の大学の医学部を出て帰ってきた人でした。その彼らが、私に言ったのです。

「学問をするなら、日本へ行くといい」

その言葉に背中を押されて、私は日本語の勉強を始め、留学試験にも合格して、留学生として日本にやってきました。一九七六年、二七歳のときのことです。

親戚のつてで、最初は東北大学の薬学部に入りました。研修生として一年間学び、大学院へ進むつもりでした。ところが、たまたま留学生を対象に薬学部から医学部へ編入できる大学があることを知ったのです。

一度はあきらめかけた医師への道に再び挑戦しようと思い、猛勉強を始めました。その甲《か》斐《い》あって、長崎大学医学部の編入試験に合格しました。在籍中の四年間は、医師免許を取るために必死に勉強して、卒業後すぐに日本の医師免許を取得しました。

東京大学医学部第三外科教室に研修医として入局し勤務することになったのは、その後のことです。

東大第三外科では、六年間臨床現場の経験を積み、外科医としての修業をひと通り積みました。

しかし、冒頭に述べたように、だんだん現代の西洋医学・医療に疑問を抱くようになっていったのです。そして、自分の考える「ほんものの医療」を研鑽《けんさん》、実践したいという強い思いから、東大から離れて、一九八八年三九歳のとき、現在の「サイ・クリニック」を開業したのでした。

「ほんものの医療」を追求して、三十五年がたちました。その結論をひと言で言うなら、「ほんものの医療」それは「身心霊整合性医療《しんしんれいせいごうせい》」でなければならない、ということです。

詳しいことは後述しますが、身心霊整合によってのみ、宇宙におけるあらゆる存在は正しく進化できます。正しく進化できれば永遠不滅となり、できなければ滅びるだけです。心は、体と魂の調和あるいは不調和を映し出す「鏡」です。

このような考え方を理解して受け入れることが、「ほんものの医療」を追求するときの基本条件だと私は思っています。

「ほんものの医療」のもう一つの条件は、人を健康、幸せにする医療でなければならない、ということです。

人は健康と幸せのために社会を作りました。しかし、いまの社会は、人の健康と幸せを犠牲にして、繁栄を追求しています。九九パーセント以上の人が健康と幸せを犠牲にして働き、その結果得られた社会の繁栄を一パーセント以下の人だけが享受している、それがいまの社会の現実ではないでしょうか。

その現実に、近代西洋医療が加担しているのです。人を健康、幸せにしない医療、はたしてそれでいいのでしょうか。

私は診療中に機会があれば、この考えを患者さんに話します。すると、ほとんどの人が「なるほど」「ごもっとも」と、うなずきながら聞き入れてくれるのです。同じように、もし全国の百人に一人でも私の主張を受け入れてくださったなら、日本の医療は大きく変わるはずです。

調和の医療と制御の医療

医療は、大きく分けて「制御の医療」と「調和の医療」の二つに分けられます。

「制御の医療」は、病状の進行、悪化を抑えたり、遅らせたりする医療、いわゆる「対症療法」です。そのため、必ず副作用を伴います。

たとえば、あなたが風邪《かぜ》をひいて病院に行ったとします。すると、熱を下げる薬や咳《せき》・痰《たん》・鼻水を鎮める薬を処方されることでしょう。そこにはこういう注意書きがあるはずです。「眠くなることがあります」「お腹がゆるくなることがあります」など。

これらは、その薬に副作用があることを示しているのです。化学的に合成された薬だからです。

副作用の典型的なものは、がんの放射線治療や抗がん剤でしょう。放射線治療や抗がん剤を続けると、髪の毛が抜けたり、嘔吐感が強まったり、内臓に障害が発生したりします。

このように、「制御の医療」は副作用の影響を避けることができません。ところが、現在行われている近代西洋医学に基づく医療のほとんどは、この「制御の医療」なのです。

「制御の医療」に対して、「調和の医療」というものがあります。

「調和の医療」とは、人間の体自らが持っている「自然治癒力」と、化学合成ではない生薬という「自然の力」による治療のことです。したがって、「制御の医療」のような副作用はほとんどありません。あるのは「好転反応《こうてんはんのう》」だけです。「好転反応」とは、体内の有害物質が体外に排泄《はいせつ》されるときに起こる現象で、副作用とは違います。

近代西洋医学に基づく医療以外の医療のほとんどは、この「調和の医療」に属します。漢方薬や鍼《はり》、灸《きゅう》といった東洋医学に基づく医療がそうです。

「制御の医療」と「調和の医療」、はたしてどちらがほんものの医療と言えるのでしょうか。

「制御の医療」は、症状の出ている患部（つまりゆがみ、不調和のところ）だけを集中的に制御する（抑える）治療なので、体の全体を見ることはしません。これに対して「調和の医療」は、体全体のゆがみを自然治癒力および自然の力でもとの調和した状態に戻す治療です。

したがって、心筋梗塞や脳梗塞といった急激な体の暴走状態ならば「制御の医療」がいいのですが、頭痛やめまいなど暴走状態ではない体の不調には、「調和の医療」のほうが適しています。なぜなら、不調のそもそもの原因は、特定の患部ではなく、体と心の全体の二次元的なバランスあるいは三次元的なゆがみにあるからです。

ですから、治療はその人の体と心の全体を見て行わなければいけません。その意味で、「調和の医療」こそほんものの医療だ、と私は思っています。

サイ・クリニックでは、この調和の医療の考え方をさらに広げて、「身心霊整合性医療」を医療理念にしました。

「身心霊整合性医療」の詳しい説明は、別の章で改めて書きます。その前に、この理念がどうしてできたか、そのプロセスをお話ししておきましょう。

宇宙の法則と階層原理

「身心霊整合性医療」を確信するにいたった私に、大きな感銘を与えてくれた本があります。松本丈二『ホメオパシー医学への招待』、関英男『高次元化学』二冊、ブライアン・L・ワイス『前世療法』ほか五冊、の著書です。

『ホメオパシー医学への招待』は、身体の自然治癒力を高めて人間全体を治療するホメオパシー医学を、日本で初めて系統的に紹介した本です。

私は近代西洋医学の医療に疑問を持ち始めていましたから、ホメオパシー医学に共感したことは言うまでもありません。本の中でとくに注目したのが、「階層原理」という考え方でした。(本来階層原理とホメオパシーは全く無関係です。松本先生は生物学者であり、ホメオパシーに出会い、研究していくことで、近代西洋医学に強い疑問を感じ、その中から階層原理にたどり着いたと私は思っています)

たとえば、宇宙は、素粒子から始まって、陽子、中性子、原子、分子と続き、最終的には地球、太陽系、銀河系へと至る階層構造になっています。

この階層構造は、人間の体も同じです。分子↓細胞（地球）↓組織（太陽系）↓器官（臓器、銀河系）↓人体（小宇宙）。

松本先生は、医療研究においても「階層」を考えることが大切だと説いています。自然現象を研究対象とする場合、「階層」それぞれの研究で得られた結果を、別の階層にあてはめることはむずかしい。分子レベルで研究した結果を、そのまま細胞レベルでも正しいと判断してはいけない。

患者さんを一つの個体としてとらえると、満足のいく治療とは、階層すべての段階が満足するものでなければならないが、個体の一部の臓器だけにアプローチする西洋医学のやり方は、個体全体を満足させることはできない、というのです。

がんを放射線や抗がん剤で治療してがんが小さくなったとしても、その治療のせいで体の他の部分が弱ってしまったとしたら、満足のいく医療だったとは言えません。

階層原理のこの考え方は、私に全人的な医療が必要であることを教えてくれたのでした。

松本先生のこの階層原理の考え方に接したとき、近代医学に対する疑問が氷解しました。

いま思えば、「身心霊整合性医療」という基本理念は、私の生い立ちの中からごく自然に出てきたものだったのかもしれません。それが、いく冊もの本と出会うことによって、この基本理念の絶対性を確信していった、と言えるでしょう。

私が感銘を受けた二冊目『高次元化学』は、量子物理学の本です。この本からは「宇宙の法則」という考え方を学びました。

関先生によれば、宇宙には「不干渉の法則」「共存共栄の法則」「原因と結果の法則」という三つの大きな法則がある、というのです。三つの法則についての詳しい説明は本の中にはありませんでしたが、私は自分なりに考えを次のように展開させました。

○不干渉の法則

この宇宙の中のすべての存在は独立した存在であり、お互いに干渉してはいけない。すべての存在とは、素粒子から、電子・陽子・中性子、原子、分子、小器官、細胞、組織、臓器、系統、肉体、人間、家族、隣近所、集落、地域、国、世界、地球、太陽系、銀河、宇宙に至るまでのすべての階層で、これらすべての存在が不干渉の法則に従わなければいけない。

なぜなら、干渉がゆがみを生じさせ、不調（不調和）に進み、やがて病になり、存在できなくなるからである。

○共存共栄の法則

共存共栄の法則に従わなければ、存在の連鎖がちぎれ、やはり存在できなくなる。共存共栄できなければ、成長が止まり、存在が消滅する。

○原因と結果の法則（因果関係）

原因が結果をもたらすのはそのとおりだが、一つの結果が一つの原因から成り立っているわけではない。また、一つの原因が一つの結果をもたらすわけでもない。

一つの原因が無数の結果を生み出す。一つの結果は無数の原因からなる。原因が結果であったり、結果もまた原因であったりする。自然界ではいろいろな原因と結果が入り交じっている。存在が常に因果関係に従い、共存共栄の道を探り、そして独立性を保ちながら生きていく。

「不干渉」「共存共栄」「原因と結果」、この宇宙の三つの法則は、人間の体、医療においてももちろんあてはまります。

体の不調や病は、共存共栄すべき存在が不干渉の法則を破って他の存在に干渉したために、人体の調和が崩れたことが原因で起こるのです。原因は一つとはかぎりません。

宇宙のすべての存在は、調和なくしては存在しえないのです。

魂は存在するか

私が感銘を受けた三冊目の『前世療法』は、アメリカの精神科医が患者の治療をしているうちに魂の輪廻《りんね》転生を信じるようになった、という本です。

著者のワイス博士は、恐怖心と強迫観念にとらわれた患者・キャサリンに催眠療法をほどこします。キャサリンは二〇代の若い女性でしたが、何回か治療を続けているうちに、催眠状態のとき、突然前世の記憶を語り始めたのでした。

「私は黒いレースのドレスを着ています。時代は一七五六年で、私はスペイン人です。名前はルイザ、五六歳……」

ワイス博士は輪廻転生など全く信じていませんでした。しかし、その後も催眠に入るたびにキャサリンが過去のことを語るので、彼女の言葉が本当かどうか、図書館で調べました。そうしたら、彼女の言葉どおりのことが書いてあったのでした。

前世を語るにつれて、キャサリンの病状は改善していきました。それとともに、ワイス博士も彼女の霊感が真実であると思うようになっていきました。

「今や、私は二つの世界に足を踏み入れている。五感で察知できる私たちの肉体と物質的要求によって代表される物質界と、私達の魂と霊によって代表される非物質的な世界である。この二つの世界はつながっており、そしてすべてはエネルギーだということを私は知っている。それなのに、この二つの世界はしばしばあまりにも遠く離れた存在であるように見られている。私の仕事は、注意深く科学的に、この二つの世界を結びつけ、その統合を記述することだと思う」

ワイス博士が本の中で書いている言葉です。

マイアミ大学医学部教授でありマイアミ大学付属病院精神科医長でもある高名な博士が、前世療法を提唱している。東洋の人ならいざ知らず、西洋の人がここまで信じて言い切っているのだから、間違いないと私は思いました。

台湾には、日本のイタコやユタのように、霊媒師に対する民間信仰が昔からあります。子供のころ、私はそれを身近に感じて育ちました。

とくに、私の祖父はそういうことへの関心が人一倍強い人でした。夜、一緒に寝ているとき、ぶつぶつとなにやら喋っているのです。「だれと話しているの」と私が聞くと「神様（仏様）と話している」と言っていました。

また、あるときは、体調の悪い人に催眠術のようなことをやって、「ついている悪霊とやりとりをして撃退した」と言うのです。施術が終わると、その人は体調が元に戻りました。

それを、私はそばで見ていました。

当時はまだ子供ですから、そういう環境にあっても、魂や霊が本当にあるのかどうか、疑問に思っていました。

ところが、大人になってサイ・クリニックを開業して間もなく、一人の患者と出会ったのです。

クリニックに私が一人で残っていた夜、女性の声で電話がかかってきました。

「頭が痛いので診ていただけないでしょうか。薬がほしいのです」

やってきた患者さんに問診したところ、

「頭痛で体調が悪い。その日にいろんな霊と会うと、疲れがひどくて体の調子が悪い」

と言って、霊の話ばかりするのです。幽霊に悩まされている、自分が外に出ると幽霊が待っている、と。

たとえば、車を運転して走っていたら、道ばたに霊がいて、自分を呼んでいる。かわいそうなので車を止めて話をすると、交通事故に遭《あ》って死んだ、それを家族に知らせたい……。あるいは、先生の後ろにきれいな女性がいる、と私に言います。もちろん私一人なので、だれも後ろにいるはずはないのです。

結局、その人には注射をして帰ってもらいました。その後も何度か診察にきたのですが、そのたびに、霊の話を聞かされました。どうやら、本当に霊感のある人らしいのです。

『前世療法』を読んだのはそのだいぶ後のことでしたが、そのときのことがよみがえりました。

ワイス博士の他の著書も読んで、それまで半信半疑のままだった私は、魂の存在を確信しました。

というより、魂という言葉をためらうことなく人に使えるようになりました。また、魂が永遠不滅であること、人間は何回も肉体という衣をまとったり脱ぎ捨てたりしながら転生をくり返す魂であること、を自分の心の中に確信しました。

こうして、魂の存在と宇宙の三大法則と階層原理、この三つが「身心霊整合性医療」へつながっていったのです。

調和体としての全人間

サイ・クリニックを開業した当初、私は「健康と美の工房」をキャッチフレーズにしました。健康をきわめるとすべてが美しくなる、というわけです。このときは体だけを考えていたので、そうしたのです。

その後、「真善美健康クラブ」に変えました。美は体、善は心、真は魂です。体と心と魂を調和させることで初めて、真の健康を手に入れられる、ということです。

体の健康は、美として体に現れます。美の反対は醜、醜は悪いものではありません。醜は、もっと健康になれるよ、と教えてくれるありがたい存在なのです。

心には善と悪があります。悪の心を善にすれば、心は健康になります。体と心は、美と醜、善と悪のように二つの状態がありますが、魂は真の一つだけです。なぜなら、調和した状態のものだけが魂に収まるので、魂は常に調和した存在だからです。

その後さらに考えを進めて、「真善美」を「身心霊」に変えて「身心霊整合性医療研究実践室」とし、研究を重ねた結果、自分の医療理念を「身心霊整合性医療」に定めたのでした。

そもそも、健康とはいったい何でしょうか。私は、肉体づくりの目標となる一つの状態のことだと考えています。ですから、健康にはゼロポイントもなく終着点もありません。いわば無限大であり、何がベストの健康かという絶対的な基準はないのです。その意味で、健康づくりは一種の芸術だと言えるかもしれません。

肉体は一つの調和体ですが、その調和がゆがんだり、崩れたりしたとき（つまり不調、不調和）、それを症状として表します。しかし、絶対的な基準がないわけですから、症状があるからといって、健康ではないとは言い切れません。また、症状がないからといって、健康だとはかぎりません。

なぜなら、症状は体からのサインもしくはメッセージにすぎないので、それがすべて病気だとは決められないからです。そのことは改めて後述します。

この世にある万物、万象は調和して存在している――これは「宇宙の法則」から私が学んだことでした。人間も例外ではないのです。

左の図を見てください。私の考えを示したものです。

人は、体だけで成り立っているわけではありません。心だけで成り立っているわけでもありません。体と心、さらにそれらを包んだ魂、この三者によって成り立っています。つまり、体と心と魂の集合体として「全人間」があるのです。

ですから、私は健康を考えるときも、この「全人間」という観点から、体、心、魂の三つ

全人間（人）＝体と心を持った魂
（体と心と魂の集合体）

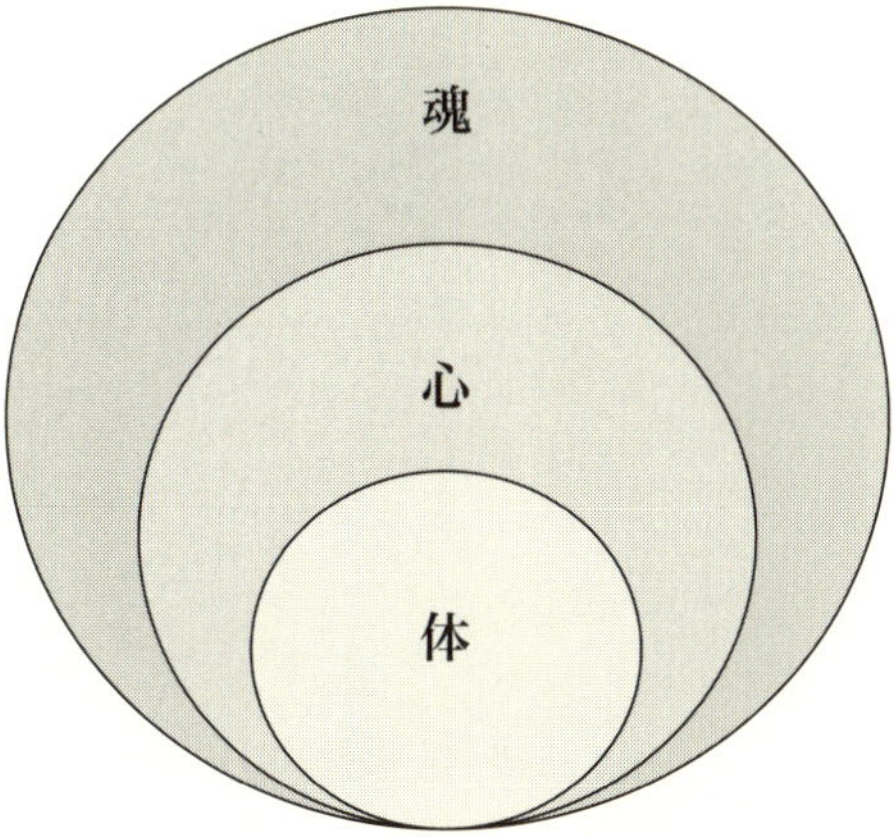

人（＝全人間）は３パーセントの見える「人体」と97パーセントの見えない「人間」から成り立っている。
「人体」は「体」、「人間」は「心」を持った「魂」である。

に分けて考えています。これら三つはそれぞれが独立して存在しているというわけではなく、お互いが相互に絡み合って存在し、人という生命体を形成しているのです。

したがって、体、心、魂が調和しているときを、真に健康な状態だと見なします。

私が実践している「身心霊整合性医療」とは、体の状態を醜から美へ、心の状態を悪から善へ、魂を真に生きがい、やりがいを感じることのできる状態へ導いていき、体と心と魂がうまく調和した真の健康を患者さんに取り戻してもらうことなのです。

魂というと、「ん？　なんだかあやしいぞ」と一歩引いてしまう方も少なくないでしょう。かつてテレビや雑誌で霊感や霊能力がずいぶん騒がれてブームになったことがありますが、私がここで使っている魂や霊は、霊感ブームで語られた魂や霊とはまったく違います。

氷山は、海の上に出て見えている部分よりも、海の中に隠れている部分のほうがはるかに大きいものです。それと同じように、宇宙の中のすべての存在には、見える面と見えない面があります。見える面は常にわずかで小さく、見えない面はわれわれの想像を遥かに超える大きなものです。

人という存在も、同じです。見える面と見えない面があります。体は見える面、魂が見えない面です。

魂は、先の図のように、体と心という二つの目を持って学習しています。体の調和、心の調和がそれぞれ進み、さらに体と心とが調和、膨張していけば、やがて魂に近づいていきます。

　このようにして、体と心、魂が調和して一体化していくと、一体化した魂はプラスの働きを示すようになります。それが「霊」です。

「霊」は全人間として完全に調和した存在、そう言っていいのかもしれません。

　ここまで行くと、もはや医学ではなく哲学の領域に入ってしまいますが、私は医学は人間という存在全体を考える哲学でもある、と思っています。

　宇宙の森羅万象は、調和なくしては存在できません。調和によって、宇宙は本物の宇宙（究極の調和状態を保つ宇宙）に向かって進化していきます。その進化には到達点はありません。無限に広がっていくからです。したがって、宇宙および宇宙の中のすべての存在は永遠に不滅だ、と言うことができます。

　こうした観点に立って医療というものを考えてみると、人間の体の自然治癒力を生かし、体と心と魂の調和を考える医療こそが、ほんものの医療なのです。

「身心霊整合性医療」は、それをめざしています。

現代医療の問題点

「身心霊整合性医療」という私の立場から見ると、近代西洋医療のあり方には問題があるように思います。

その第一は、病名作り、病名探し、検査漬け、治療漬けの過剰診療です。

体の調子が悪いと、皆さんは病院へ行きますね。病院では、まず検査を行います。血圧や脈拍を測ったり、聴診器をあてられたり、血液検査をしたり……。

そして、血圧が高いと高血圧、脈拍が乱れると不整脈、動悸が激しいと自律神経失調症、血糖値が高いと糖尿病、といった病名を告げられて、薬を処方されます。ひどいときは、初診から処方されます。

私は、これは患者さんにとって不幸なことだと思います。病名をつけられると、患者さんは自分が病人になった気になって、不安になるからです。実は、不安は病の原因、悪化の因子の一つにもなるのです。

どうして、わざわざ病名をつけなければいけないのでしょうか。病名をつけなければ治療の仕方が決められない、ということかもしれません。しかし、それは医師の一方的な都合ではないでしょうか。

病名を作ることで病気と病人を増やし、病院や製薬会社さらには医療行政の政治家・官僚も含めて、医療業界全体が儲かるように仕組んでいる、私にはそう思えてならないのです。

たとえば、新薬の開発の裏にどれだけ利権の構造が潜んでいるか、テレビドラマなどでもなどなど。

おなじみでしょう。

大学病院と製薬会社の癒着、厚生労働省OBの医療業界への天下り、などなど。

こうした状況を生み出した背景には、患者さん側の問題もあります。

たとえば、暴飲暴食が原因で胃がむかむかして、気持ち悪いので病院に行ったとしましょう。診察を受けたとき、

「胃酸を抑える薬を出しましょう」

と言われるよりも、

「逆流性食道炎ですね。薬を出します」

とはっきり病名をつけてもらったほうが、きちんと診察してくれた、頼りになる医師だと思うに違いないのです。

しかし、私はそうは思いません。本当に患者さんのことを考えるのなら、病名をつけるのではなく、ふだんの食生活や生活スタイルを聞き取って、暴飲暴食をやめ、胃腸をいたわる生活をしばらく続けるようにアドバイスするのが、本来の医師のつとめなのです。

なぜなら、ほとんどの胃のむかつきはそれで治ってしまうからです。

いまの日本の医療の問題点の二つ目は、健康診断の「基準値」というまやかしです。

健康診断は、文字どおり健康であるかどうかを診断することを目的とするはずです。しか

し、いまの健康診断は病気の早期発見、早期治療をあたかも健康になるための鉄則であるかのようにうたい、その結果をもって病気を作り、治療するようになっています。けれども、その治療が心筋梗塞や脳梗塞といった体の急激な暴走状態を、本当に予防できているでしょうか。

健康診断の検査結果では、基準値からはみ出すと「要再検査」「○○の疑いあり」「肥満傾向」といった指摘をされます。まるで、「あなたの体は正常ではありません」とおどかされているようです。そのようにおどかされても、この時点では自覚症状のある人は少ないはずです。なぜなら、気になる自覚症状があれば、健康診断前に受診しているでしょうから。

しかし、基準値にあてはまらなかったという事実に変わりはありません。再検査や健康指導を促されて、不安になることでしょう。ところが、その基準値にはまやかしがあるのです。

健康診断の結果で示される基準値は、日本人間ドック学会が作成しています。現行の値は、平成二五年度に日本人間ドック学会が認定している二〇〇の施設で人間ドックを受診した約一五〇万人の、健康だと判断された三四万人を抽出した検査データを数値化したものがもとになっています。

それならば、健康な人を定義する立派な基準値になると思われるかもしれませんが、じつは違うのです。三四万人の数値を並べて、上下二・五パーセントずつ、計五パーセントを切り捨てているのです。つまり、健康であるにもかかわらず、「健康ではない」と判断された数値の人が、三四万人のうち一七〇〇〇人もいたということになります。

これを、日本人の三〇歳以上の人口九〇九七万七千人（平成二七年六月一日現在／総務省発表）にあてはめて計算してみます。抽出されたデータは一五〇〇万人中三四万人ですから、その割合は二二・六パーセント。三〇歳以上の人口で計算すると、約二〇五六万人になります。

このうちの五パーセントが基準値外に切り捨てられます。その数、一〇二万八千人。これだけの人が、健康であるかもしれないのに「基準値外」という結果を受け取ることになるわけです。もしかすると、あなたもその中に含まれているかもしれません。

こうした背景を知ると、健康診断の「基準値」という数字にこだわる必要はないと気づくでしょう。もしあなたが体の不調を感じていないのに、健康診断で「高血圧」「高コレステロール」「高脂血症」などと診断され、自分は病気だと信じ込んでいるとしたら、それこそ本当に病気になってしまうかもしれません。

体が「苦しい」と訴えていなければ、健康診断の結果を鵜呑みにする必要はないのです。

さらに、いまの日本の医療には放射線の被曝《ひばく》、という問題があります。

健康診断では、胸のレントゲン写真を撮ったり、バリウムを飲んで胃の造影検査をしたりします。そして「精密検査の必要あり」と指摘されると、CT検査を受けることがあります。

レントゲンも胃の造影もＣＴも、体に放射線を照射しますから、これらの検査は体が受けるリスクが高いことを知っておかなければいけません。

レントゲンも胃の造影もＣＴも、外からは見えない体の情報を得る検査なので、確かに有益ではあります。また、その放射線量は微量だから心配ない、と言われます。しかし、毎年の健康診断でレントゲン検査や胃のバリウム検査を受け、さらに精密検査でも被曝をするというのは、はたして好ましいことなのでしょうか。

これらの検査は、あくまでも目に見える画像を頼りにしたものです。けれども、検査画像に写らない異常もあれば、異常に見えても体にとって何の問題もない場合もあります。微量だからいいだろうと、何度も放射線を照射する診断にはやはり疑問が残ります。被曝するリスクを避けるためには、なるべく回数は減らすべきなのです。

私は、検査のすべてを否定するつもりはありません。しかし、検査は病気の原因を知るために行うはずのものなのに、体にリスクを与えてしまうようでは、やはり間違っていると言わざるをえません。

このように、いまの日本の医療には数々の問題点があります。すべての医療関係者はこの現状を反省して、患者のためのほんものの医療とは何かを考えるべきではないでしょうか。

第2章　サイ・クリニックの医療コンセプト

「全人間」に基づく医療

「身心霊整合性医療」の理念に基づいて、サイ・クリニックでは、患者に全人格的なアプローチをする調和の医療を行っています。

とくに私が重視しているのは、患者さんとの対話です。

なぜなら、体の不調のすべての原因はその人のこれまでの人生と現在の生活の中に隠されている、と考えているからです。

従来、病気の診断・治療は医師個人の経験や観察によって行われてきました。そのため、必ずしも科学的根拠があってなされたものではありませんでした。医師が処方する薬を飲んで病状が快方に向かったとしても、たまたま治る時期が重なっていただけかもしれないのです。

こうした背景のもと、ＥＢＭという考え方が生まれました。ＥＢＭとは、Evidence Based Medicine の略で、簡単に言えば「過去の疫学的（統計的）データに基づいた医療」ということです。

現在、日本の医療現場においては、このように医療を客観的かつ体系的にとらえようとする考え方が主流になっています。しかし、複雑に絡み合った患者さんの症状を、はたして画一的な基準だけで評価することができるのか、という疑問が湧き起こってきました。

そこで新たに出てきたのが、NBMという考え方です。

NBMとは、Narrative Based Medicine の略で、Narrative は物語という意味です。すなわち「患者さんとの対話を通じて、その患者さんが語るストーリーから病気を理解し、抱えている問題に対して全人格的なアプローチを試みようとする考え方」です。

このNBMは、サイエンスとしての医療と人間同士のふれあいという、二者間のギャップを埋めていくものとして期待されています。

私はこのような流れを受けて、診断・治療の際、EBMに基づいた科学的・生物学的アプローチを取りながら、NBMの考え方をとくに重視しています。

というのは、実際の医療現場ではEBMだけでは対応しきれない場面が多々あるため、患者さんの語るストーリーから病気を理解して、そのあと治療にあたるという手法を取るようにしているからです。

左の図を見てください。

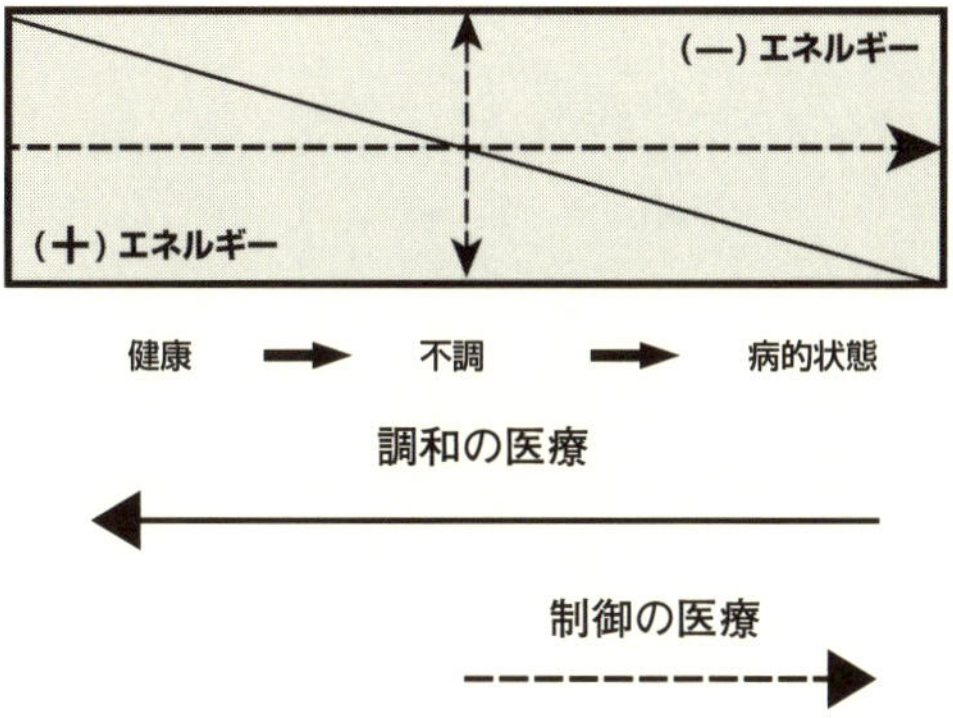

HBM=NBM（＞ 90%）+EBM（＜ 10%）

◯ HBM（Human Based Medicine）

＝『全人間』に基づく医療

◯ NBM（Narrative Based Medicine）

＝『人生生活物語』に基づく医療

◯ EBM（Evidence Based Medicine）

＝『科学的根拠』に基づく医療

これは、体の状態を時間軸で表したものです。

左上から右下へ斜めの線が入っています。左上は、プラスのエネルギーが一〇〇パーセントでマイナスのエネルギーが〇パーセントの、若さいっぱいの完全に健康な状態、それが年をとるにつれてだんだん衰えて、最後はマイナスのエネルギーが一〇〇パーセントでプラスのエネルギーが〇パーセントという右下の病的状態になります。こうなると、あとは死ぬしかありません。

その中間、プラスのエネルギーが五〇パーセント、マイナスのエネルギーが五〇パーセントの状態が、体の不調の始まりです。不調が続くと、プラスのエネルギーがまだ残っているのに、もう自分は死んでしまうのではないか、などと大げさに考えてしまいます。

ＥＢＭは、研究者が実験をくり返して出したルールにすぎないので、症状の本当の原因をつきとめることはできません。それを解決するのが、ＮＢＭです。その人の性格、これまで生きてきた人生の中に症状の原因があるからです。

ＥＢＭに基づく制御の医療は、病状の進行を抑え、もしくは遅らせることしかできません。これに対して、調和の医療は病的状態から健康の状態へ生体を戻すことができます。調和の医療は、体の自然治癒力を生かすことを目的にしているからです。

この調和の医療の実践として、私はＨＢＭ（Human Based Medicine）を取り入れています。ＨＢＭとは、「全人間」に基づく医療という意味です。

「全人間」に基づく医療とは、「科学的根拠」に基づくＥＢＭと「人生生活物語」に基づく

ＮＢＭの二つを組み合わせた医療のことです。その割合は、ＮＢＭが九〇パーセント以上を占めています。それだけ、患者さんの語るストーリーを重要視して診療を行っている、ということです。

病気の原因はストーリーの中にある

たとえば、あなたが患者として来院したとします。

私はまず、あなたの現在の症状を聞きます。そして、その症状が起きた原因に心当たりはないか、と尋ねます。あなたは、「このところ深夜残業が続いて睡眠不足」とか「ストレスがたまってしょっちゅうイライラしている」とか「人から風邪をうつされた」などと言うかもしれません。それとも「思い当たらない」「よくわからない」と答えるでしょうか。

私は続いて、あなたの病歴やいまの生活の様子を詳しく尋ねるでしょう。これまでのあなたの人生についても。

あなたが語るストーリーを聞き、そのストーリーの中から、病気の原因となる要因を探し出していきます。あなたの病気の根本的な原因は、そのストーリーの中に隠されているはずですから。

このように、私は患者さんのストーリーに注意深く耳を傾け、病気の根本原因をつきとめるために最大の努力をはかります。原因をつきとめると、それを正しく伝え、患者さんに理解してもらうことによって、治療効果が高まります。

患者さんの中には、来たときは血圧が高かったのに、私と話しているうちに気持ちが落ち着いて血圧が普通に戻った、あるいは、頭が痛くて診てもらいにきたのに、話しているうちに痛みが消えた、などという人が少なくありません。

私との話が終わっても、症状が気になって薬を出してほしいと強く望む人には、漢方薬を処方します。

西洋の薬は人工的に合成されたものなので、一時的に症状を抑える即効性はありますが、体の不調を根本的に治してくれるものではありません。

また、副作用があり、服用を中止すると症状が悪化することがあるので、一生飲み続けなければなりません。

それに対して漢方薬は、自然の生薬で作られていますから、体全体の自然治癒力を取り戻してくれる効果があります。

副作用もなく、途中でやめても症状が悪化することはありません。西洋の薬のような即効性はありませんが、飲み続けることで免疫力が高まるので、病気になりにくい体になります。

調和の医療には、西洋の薬よりも漢方薬のほうが適しています。ですから、私はまず漢方

ありますが、西洋の薬よりも漢方薬のほうが治りの早い場合が
あります。

　こんな患者さんがいました。四〇代の主婦です。

　腰が痛くなって、大学病院で診察を受けました。検査をすると、何でもないと言われ、痛み止めの薬をもらいました。

　家庭の主婦なので、立ち仕事の多い毎日です。やがて、腰がだんだんしびれてきて、買い物に行くのもつらいし、台所仕事をするのもつらい、という状態になりました。

　大学病院に行くたびに、レントゲン検査をして、薬を処方されたのですが、ちっとも良くなりません。だんだんひどくなって、「もう手術しかない」と言われました。

　その人の知人も同じ経過で手術をしていたので、「手術をしたら治るのですか」と担当医に聞いたら、ひと言「それは保証できない」と。

　そのあと、この人が私のところへやってきたのです。

　これまでのいきさつを聞いて、私は二種類の漢方薬を処方しました。二～三ヵ月のうちにだんだん改善されてきましたが、更年期の症状も見られたので、プラセンタ（胎盤素）の注射を加えました。

　注射を始めたらどんどん良くなっていったので、四～五ヵ月たったとき「注射の間隔をあ

けて、薬を減らしてもいいですよ」と私は言いました。けれども、ご本人はなかなかその勇気が出ません。

その後もしばらく注射と薬を続けましたが、ある日こう言われました。

「いつも先生に、注射をやめて薬も減らしていいよと言われていましたが、今日は家から坂を上ってきて、三〇分歩いてここまできて、痛みもないししびれもない。疲れさえない。どうしてこういうことになるのか、信じられない」

大学病院で手術しなければ治らないと言われていた人が、漢方でここまで改善したのでした。

また、以前、内科的な不調で来院された女性がいました。カウンセリングをしたところ、不妊症で悩んでいることがわかったので、ホルモンや血行をととのえる漢方薬を処方してあげたことがあります。

すると、三～四ヵ月しないうちに、妊娠したという報告がありました。

脳梗塞などでも、重症化したときは手術するしか方法はありませんが、そこまで至っていない段階ならば、血管がぼろぼろになっていても、しょっちゅうつまるわけではないので、漢方薬で血流を良くすることができます。

このように、漢方薬はどんな病気にも対応できます。ただし、私に言われたからしかたなく飲む、という受け身の姿勢では効果は半減です。

処方する際、私は必ず患者さんに説明します。

なぜその症状が起きているのか、症状をなくすためには体をどういう状態にすればいいのか、そのためにはこの漢方薬がいい、と。その説明を患者さん自身がきちんと理解、納得した上で薬を服用すれば、効果は必ずアップします。

なぜなら、体がその漢方薬を欲している状態になっているからです。

服用回数や飲むタイミングについては、最初は私が指導しますが、症状が軽くなってきたら、患者さん自身の判断で服用方法を決めてかまいません。朝飲むか、夜飲むか、自分で試してみて、心地よいと感じる飲み方でいいのです。私からは、危険な飲み方にならないように指示するだけです。

治療も服薬も、医師を頼りきってはいけません。この治療は何のために行われ、体にどのような働きをするのか、必ず知っておくことが大切です。そうすれば、頭と心が生き生きとして、体の自然治癒力が一層強く発揮されます。

医療のピラミッド三段階理論

サイ・クリニックでは、医療の領域を三段階に分けて考えています。

健康管理、体調管理、病状制御の三つです。

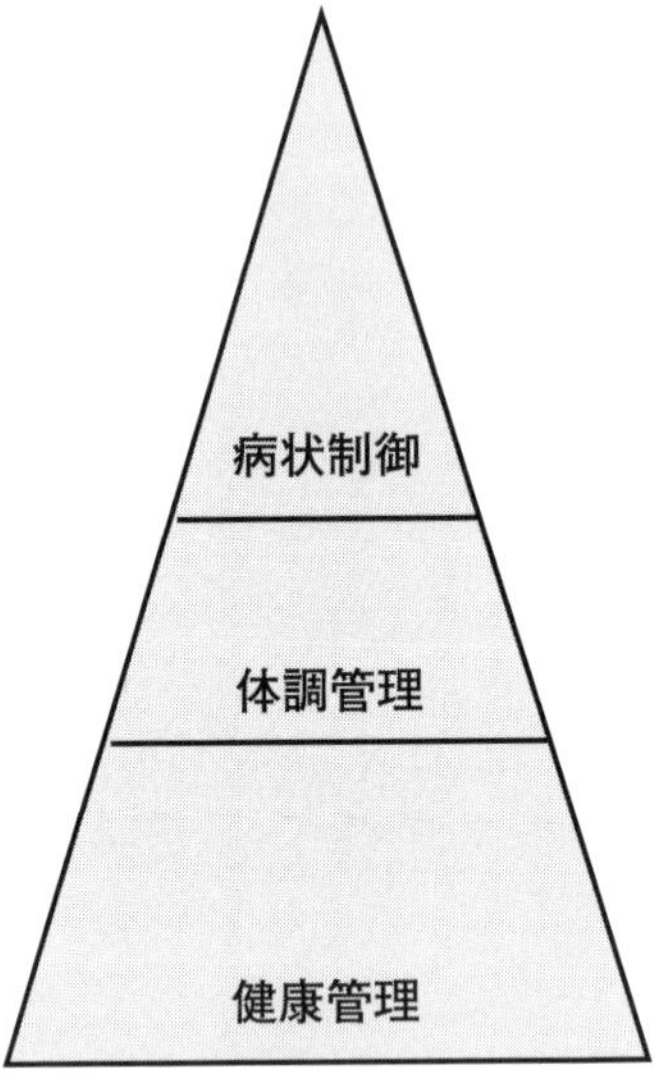

医　療

現代人は、社会の複雑化によって、毎日余裕のない生活を強いられています。疲れとストレスがたまれば、体に不調が起こり、その不調が放置されれば、やがて病気になります。病人が増えていくと、これからの少子高齢化社会では、社会的負担がますます増加していくことでしょう。

そうならないためには、これからは病気の治療よりも、病気にならない医療を最優先に考えていく必要があります。

病気にならない医療の一番安全で、確実に効果を出す治療法は、「健康になること」です。

そのためには、日頃からの健康管理、体調管理に対する意識と実践が不可欠です。

その意味で、先に述べたサイ・クリニックの医療の三段階では、この健康管理が最も重要だと言えるでしょう。

健康であれば、人は幸せを感じます。幸せであり続けたいならば、健康（身心霊の整合性）を維持、増進させせなければいけません。

健康管理には、次の四つが大切です。

①飲食
②運動
③睡眠と休養
④心の癒やし

飲食は、文字どおり営養（栄養）のある食事をとること。運動が健康維持のために必要であることは、皆さんもよくご存じのはずです。睡眠と休養は言うまでもないでしょう。体を酷使しつづけたら、健康は保てません。心の癒やしとは、音楽や絵画などの芸術に触れて、ストレスを忘れ心の安定をはかることです。

ひと言で言えば、良い生活習慣を確立して毎日をすごす、それが健康管理です。

そもそも、日頃から正しい食生活を送り、正しい運動を行い、睡眠・休養をしっかりとって、肉体的にも精神的にもリラックスした時間を持つことができれば、病気にはかからないものです。

ですから、健康管理は、皆さん一人ひとりが自覚して日常的に実行しなければいけません。

とはいえ、規則的な食事、運動、睡眠と休養を義務のように負担に感じてはいけません。食べたいときに食べる、動きたいときに動く、働きたいときに働く、休みたいときに休む、寝たいときに寝る、それこそが真の良い生活習慣です。

この良い生活習慣は、いつも正しい生き方と連動しています。自分の思うとおりに人生を存分に生きていくことこそが、健康と幸せの本質なのです。

しかし、たまたま過食したり、動きすぎたり、ストレスがたまったりして、その生活習慣が乱れると、健康管理のリズムが崩れて、身心に不調の症状が出てきます。

そのとき、皆さんは病院にやってくるわけです。そこから、医師が皆さんの健康について関わることになります。

医師は、診断によって身心の不調の原因を明らかにし、正しい健康管理の仕方をアドバイスするとともに、不調を解消するために、体の自然治癒力を取り戻す療法を行います。それが、体調管理です。

サイ・クリニックでは、次のような体調管理の療法を行っています。

①食事療法
②運動療法
③サプリメント療法
④漢方療法
⑤遠絡療法
⑥ＱＲＳ療法

正しい運動療法とは

①の食事療法については、「私の『営養論』」として、第5章で詳しく解説します。
②の運動療法について。
健康を保つためには、どの程度の運動をすればいいのでしょうか。当然ですが、それは人によって違います。

運動には、有酸素運動と無酸素運動があります。その違いは、呼吸を意識しながらできる運動かどうか、です。

有酸素運動は、酸素を消費する（呼吸する）方法で筋収縮のエネルギーを発生させる運動です。十分に長い時間をかけて心肺機能を刺激するので、身体内部に有益な効果をもたらし、健康の向上に役立ちます。

有酸素運動には、次のようなものがあります。
○主に屋外で行う
ウォーキング、ジョギング、ランニング、サイクリング、クロスカントリースキーなど。
○主に屋内で行う
エアロビクスダンス、STEPエクササイズなど。
○プールで行う
水泳、アクアビクスなど。

これに対して、無酸素運動は、酸素を消費しない（呼吸を止める）で筋収縮のエネルギーを発生させる運動です。筋力を高める効果があり、運動能力の向上に役立ちます。

しかし、間違った方法や過度な無酸素運動は心肺機能に負担がかかるので、身体の内部環境を攪乱《かくらん》し、健康にはマイナスになります。

無酸素運動で呼吸を止めるのは、だいたい一分から二分、長くて三分です。

プロのスポーツ選手は、試合に集中する瞬間は息を止めて無酸素運動になっていますが、それをこなせるのは、ふだんからしっかりトレーニングをしているからです。

一般の人の健康維持にとって大事なのは、呼吸をしながら行う有酸素運動のほうです。

たとえば、長距離走は有酸素運動ですが、短距離走は無酸素運動です。多くのスポーツは、有酸素運動と無酸素運動の両方の要素を持っています。

安全かつ効果的に運動するためには、自分の体力、心肺機能、身体の内部環境、運動能力を正しく認識し、各スポーツの持つ特性、身体に対する負担と影響を理解して、正しく行わなければいけません。

あなたが、ウォーキングを毎日の日課に取り入れたいと思ったとします。一般的には、普通の歩きは一時間に四キロのペースですから、まずそこから始めます。

歩き始めると、そのペースが自分にとってどの程度のものかがわかります。一〇分歩くともう疲れた、あるいは、三〇分歩いてもまだまだ大丈夫、とか。

いまの自分の体力がわかったら、明日はもう少し負荷を加えます。

一〇分歩いて疲れた人は、スピードを落として一五分歩く。慣れてきたら、それを二〇分にのばす。

三キロを一時間かけて歩いても大丈夫な人は、それを一時間四キロにのばす。

要するに、自分のスタイルに合った形で、持久力をトレーニングするわけです。

クリニックにきた患者さんに、私は聞きます。

「最近どのくらい歩いていますか？　どのくらいの距離を何分で歩いていますか？　それ

は、きついですか、どうですか？」

　患者さんは答えます。

「○キロを○分で歩いています。けっこうきついです」

　運動はやりすぎてもいけないし、やらないのもいけません。「けっこうきつい」というのは、負荷が強いということです。強いまま続けてもいいかどうかは、その人の年齢にもよるので一概には言えません。

　ただし、今日は三キロ歩いて何ともなかった、だが翌日五キロにしたら足が痛くなった、という場合もあるでしょう。

　痛みなどの症状が残るのは、体の不調を示しています。しかしそれは、昨日よりも長く歩いたせいではありません。なにか他のバロメーターが必ずあります。たとえば、たまたま昨日残業があった、とか。

　そのようなバロメーターを常に意識することで、自分の体調を正しく知ることができます。自分にとっての適切な運動量とは何かを、頭ではなく、体で覚えることが大事なのです。

　できれば、歩いた時間や距離を毎回記録しておくといいでしょう。

　前はこのぐらいやっても全然なんともなかったのに、今回は違う。そうすると、別のファクターを考えなければならないわけです。最近睡眠時間が少ない、いやな仕事を任された、とか。

体調のいいときとそうでないときの記録を比較すると、自分の体の現状がよくわかります。

波動医学に基づくQRS療法

③のサプリメント療法には、経口と点滴の二つがあります。サプリメントは営養論に関することなので、第5章で触れます。

④の漢方療法は、漢方薬の処方です。「身心霊整合性医療」には西洋の薬よりも漢方薬のほうが適していることは、前に述べました。これについては次章で詳しく取り上げます。

⑤の遠絡療法は、東洋医学と西洋医学それぞれの長所を取り入れた療法で、患部に触らず、薬も飲まずに痛みをとることができます。

レーザーや押し棒でツボを刺激して、体のエネルギーの流れをコントロールします。原因不明の痛みやしびれの症状に効果があります。

⑥のQRS療法とは、QRS（Quantum Resonance Spectrometer）という量子共鳴分析器による治療法です。

QRSは、いまから一〇〇年ほど前に、アメリカの病理学者によって発見された理論をもとにしています。

すなわち、人間の生体反応には、物質を媒体とした物理化学的な反応が起きる以前に、電磁気的な波動現象に基づく何らかの生理的な反応がある、というものです。

人間の体は七〇兆の細胞から成り立っています。細胞は素粒子でできていますが、その素粒子が電磁波を出しているのです。電磁波には目に見えない電磁エネルギーの波動があり、一つの細胞が別の細胞の波動を受けると、共鳴という現象を起こします。

その共鳴が、生体反応として表れるわけです。波動の変化によって、さまざまな共鳴の生体反応が起こります。それをQRSで測定して、病気や症状の背景を分析し、波動を用いた治療を行うのです。

機器にはコードがつなげられていて、患者さんはそのコードの先についたアルミスティックを握るだけで測定、治療ができます。ですから、体には何の負担もかかりません。薬剤の副作用、手術による切開、放射線被曝といったダメージがないのです。

CTやMRIも生体反応を探知する機器ですが、それらは分子の段階までしか見ることができません。分子は目に見えますが、分子よりも小さい素粒子は目には見えません。したがって、素粒子の波動の変化による生体反応は、CTやMRIでは探知できないのです。

QRSでは、CTやMRIの画像診断ではわからない生体情報を電磁情報としてとらえて、その作用を治療や体の内部環境の改善や保全に及ぼすことができるわけです。

がんやウイルスの体への影響、薬の適合性のチェック、サプリメントの適合性、不定愁訴など病気以前のさまざまな体の不調の原因を判定し、治療を行います。

ＱＲＳ治療を受けた患者さんに一ヵ月後具合を聞いたら、

「三〇年来の頭痛と不眠が嘘のように消えた」

という返事をもらったことがあります。

何年もＱＲＳ治療を続けている別の患者さんからは、

「五、六年ぶりに旅行に行ってきた。遠い昔にあきらめた旅行に無事に行ってこられたのは、本当にうれしかった」

とも言われました。

波動医学という新しい分野なので、ＱＲＳ療法についてまだまだ知らない人が多いと思いますが、私はこの治療の持つ不思議な力を何度も体験しています。

病気にならない医療を

以上のように、サイ・クリニックではさまざまな治療法を行っています。

その基本は、先の図で示した健康管理と体調管理です。

健康管理（健康の維持・増進）と体調管理（不調の解消）には、自然医学に基づく自然療法が最も有効です。

自然医学とは、人工合成した薬ではなく自然の生薬を用いることであり、自然療法とは、その人の体にもともと備わっている自然治癒力を回復・強化して健康を保つことです。

体に不調が起こっても、自然治癒力が働けば、病気にならずにすみます。自然治癒力が弱っている人は、それを強くするために体質を改善しましょう。

自然治癒力を回復させることも、体質を改善することも、どちらも最後は患者さん自身の判断と実行にかかっています。したがって、患者さん自身が自分の体を管理・維持する、それがサイ・クリニックの医療の目的でもあるのです。

自分の健康と体調を管理するのはあくまでもその人自身であり、医師ではありません。医師はその手助けをするだけです。

私は、そのような健康管理、体調管理の意識と実践を広く促していきたいと考えています。

自然医学に基づく自然療法には、むずかしい理論がなく、多くは経験則に基づいています。治療を受けた患者さんが、どういう結果になったか、その感想を医師に伝え、医師がそれを正しくくみ取ってさらに治療の研究を重ねていくことで、医療は発展していくのです。

経験則を学ぶために、患者さんに協力を要請するのです。

ですから、私は患者さんによく言います。「医師は患者が育てるものだ」。

患者さんとのキャッチボールは、練習すればするほどうまくなります。受け取ったボールから、相手の肉体、精神の状態などを感じとって、今後の治療にとって何が必要か、どんな技術が求められるのか、知ることができるのです。

病気になってから治療をほどこすだけが医療ではありません。病気以前の健康管理や体調管理の時点から、医師は患者さんにかかわるべきです。

ほんものの医療は、病気にならない人間社会を創る医療でなければいけません。ですから、問題は医療界だけにとどまるものではないのです。

政治、経済、社会、教育などなど、世の中のすべてのあり方に関係しています。

なぜ人は病気になるのか。なぜ体の不調が起こるのか。それは、現代社会の仕組みのすべてがその原因を作っているからです。

現代社会は、私たちの体と心に常に疲労とストレスをもたらしています。その中にあって、真に健康に生きてゆくためにはどうしたらいいのでしょうか。

「身心霊整合性医療」とは、それを考え、実践する医療なのです。

実践にあたっては、二つのことを大事にします。

一つは、「魂の存在」を信じることです。と言っても、決してあやしい宗教をすすめているわけではありません。

人は体と心と魂の集合体である、と前に述べました。そして、見える部分と見えない部分がある、と述べました。その見えない部分が魂であり、私たちの生命のもとになっているエネルギーです。

その魂を成長させていくことが、人生の生きがいになり、健康で幸せな生活をもたらすことになるのです。

もう一つは、体の自然治癒力を信じることです。

人体には、切り傷の出血を止めたり、骨折した骨をつないだりする再生力と、ウイルスや細菌などの病原体が入ってきたらそれを排除する防衛力が備わっています。それが、自然治癒力です。

自然治癒力は体全体の調和によって働くものなので、西洋医学のように症状の出ている患部だけを治療する制御の医療では、自然治癒力を回復したり、維持したりすることはできません。

自然治癒力を信じて、その力を強めれば、九割以上の病気は治ります。また、予防もできます。

魂の存在を信じ、自然治癒力を信じる。サイ・クリニックでは、この二つを医療観の基本にしています。

第3章　サイ・クリニックの漢方療法

漢方とは何か

前章で述べたように、サイ・クリニックでは「身心霊整合性医療」の考え方に基づいて、西洋医学の治療よりも漢方療法を重視しています。なぜなら、制御の医療の西洋医学に対して、漢方は調和の医療だからです。

そもそも日本の医療は近世まで、古墳時代の昔に中国から伝来した医学にしたがって病気の治療が行われていました。ところが、江戸時代中期にオランダから西洋医学が伝来し、それが「蘭方《らんぽう》」と呼ばれたため、「蘭方」と区別するために、日本の伝統医療を「漢方」と呼ぶようになったのです。

明治になってからは、政府の方針で西洋医学を修得した者のみが医師として認められる制度になりました。そのため、漢方は衰退していきました。しかし、一九七〇年代半ばに漢方薬にも保険が適用されることになって、再び漢方が見直されるようになりました。

いま、日本の医療はまだまだ西洋医学が主流です。だが、いずれは漢方が主流になるべきだと私は思っています。なにしろ、漢方には三千年の歴史と実績があるわけですから。

もし私の唱える「身心霊整合性医療」が日本の医療界全体に確立されたら、きっと西洋医学はいらなくなるに違いありません。けれども、それはまだまだ先の話です。

当面は、漢方で治療できない病気は、西洋医学に頼る必要があります。したがって、漢方を主に西洋医学を従に、両者を併用する。サイ・クリニックでは、その療法を行っているのです。実際にどういう漢方療法を行っているのかは後に述べます。その前に、漢方医学の基本的な考え方を解説しておきましょう。

漢方医学は、古代中国の陰陽五行《いんようごぎょう》の思想から成り立っています。

陰陽とは、「陰」と「陽」。「陰気な性格、陽気な性格」などと私たちはよく言いますが、その「陰」と「陽」、すなわち相対する二つの原理のことです。言い換えれば、「マイナスのエネルギー」と「プラスのエネルギー」ということになるでしょうか。

宇宙のすべての事柄はこの陰と陽が一対になって成り立っており、そのバランスの強弱によって万物は変化する、という考え方です。

たとえば、天と地の関係では天が陽で地が陰、太陽と月の関係では太陽が陽で月は陰、といった具合です。この陰陽は人にもあてはめられて、精神が陽、肉体が陰になります。さらに、肉体の臓器の働きを陰と陽に分けて考えます。

一般的に、陽には高ぶりや温め、陰には鎮めや冷えなどの働きがあります。陰と陽のバランスがとれていれば体は健康ですが、そのバランスが崩れたときには体が不調になる、というわけです。

現代はコンピュータ全盛の社会、コンピュータは1と0の二つの数字だけで膨大な仕事をこなしています。それと同じように、陰陽の考え方も陰と陽の二つだけで成り立っています。これは、現代のコンピュータに通じる発想だ、と言えるのかもしれません。

次に五行とは、「木《もく》」「火《か》」「土《ど》」「金《ごん》」「水《すい》」の五つの元素のことです。古代中国の哲学では、万物はこの五つの元素の組み合わせによって成り立っていると考えられていました。

人体の臓器にもこれをあてはめます。いわゆる五臓六腑《ごぞうろっぷ》がそれです。五臓は「木」の肝、「火」の心、「土」の脾《ひ》、「金」の肺、「水」の腎。これは、西洋医学の肝臓、心臓、脾臓、肺臓、腎臓に相当しますが、漢方では西洋医学の概念よりも広いとらえ方をしています。

たとえば、肝は肝臓だけではなく、自律神経系まで含みます。また心は、心臓の働きのほかに、意識や睡眠など脳の活動まで含みます。

これら五臓の働きを補佐する器官として、それに対応する五行の五腑があります。「木」の胆嚢《たんのう》、「火」の小腸、「土」の胃、「金」の大腸、「水」の膀胱《ぼうこう》です。これに三焦《さんしょう》を加えたのが、六腑です。

三焦とは、体に気が出たり入ったりする通路のことで、上焦《じょうしょう》（＝横隔膜より上）、中焦《ちゅうしょう》（＝横隔膜からへそまでの間）、下焦《かしょう》（＝へそから下）の三箇所にわけられます。五腑は実態が把握できますが、三焦は働きだけがあって形がない、と言われるものです。

気血水で体を診断する

漢方は、この陰陽五行の考え方に基づいて行われてきました。しかし、陰陽五行による診断はなかなかむずかしいので、後にそれに代わる新しい考え方が生まれました。

それが「気血水《きけっすい》」です。

気は、「元気がある、元気がない」と言われるように、人間の生命活動の最も基本となるエネルギー源のことです。人体の構成を陰陽に分けたときの陽にあたります。

血は、血液です。全身に営養を運び、老廃物を回収する働きがあります。血の足りている人は、顔色がよく、筋肉が充実しています。反対に、足りない人は、顔色が青白く、四肢のしびれや突っ張りがあります。人体の構成では、陰の部分です。

水は、血液以外の体液のことで、汗、胃液、唾液、尿などが含まれます。体全体をうるおし、体内を循環して体温調節や関節の働きをなめらかにします。これも、陰に属します。

気血水は、人間の生命活動に必要な三要素で、この三つのバランスが保たれていれば体は健康です。しかし、そのバランスが崩れて、どれかが不足したり、流れが滞ったりすると、体に不調が起こります。

したがって、気血水をチェックすれば体の診断ができるわけです。これは、とても合理的な診断だと思います。

たとえば、地球は七〇パーセントの海と三〇パーセントの陸地で作られています。それと同じように、人間の体も七〇パーセントは水でできています。海水のように塩分を含んだ生理食塩水です。残りの三〇パーセントは、細胞と肉。肉のもとは血です。

さらに、気。酸素です。呼吸をすると酸素が肺に入り、血液中のヘモグロビンと結合して運ばれ、細胞に酸素を渡します。

このように、気血水は密接に関係しているのです。

気血水のバランスは水がつかさどっているので、水の質が大事です。汚染されると必ず病気になります。

未病も治せる漢方

漢方が行われていた時代は、現代の血圧計や体温計、ＣＴやＭＲＩなどの検査機器はありませんから、診察はもっぱら医師の五官に頼っていました。四診《ししん》と呼ばれます。

望診《ぼうしん》（＝目で見る）、聞診《ぶんしん》（＝耳で聴き、鼻で嗅ぐ）、問診《もんしん》（＝口で質問する）、切診《せっしん》（＝手で触れる）の四つです。

漢方では、四診によって、患者さんの症状が「五行」のどの臓器、器官にあてはまるものかを判断し、その治療に適した漢方薬を処方します。

西洋医学ではまず病名がつけられますが、漢方はそうではありません。病名に対する治療ではなく、患者さんの自覚症状や四診の結果を総合的に判断した治療になるわけです。ですから、「なんとなく調子が悪い」「体がだるい」「食が細い」「元気がない」など、病名のつかない病気以前の未病《みびょう》も治すことができるのです。

未病とは気血水のバランスが崩れた状態のことで、たとえば次のようなものがあります。

気からくる未病としては、「気滞《きたい》」「気虚《ききょ》」など。

気滞とは、全身に運ばれる気が滞って、張り、こり、痛みなどが生じている状態です。月経痛や腹痛、また、イライラしたりおこりっぽくなったりします。

気虚とは、気が衰えた状態で、めまい、動悸、倦怠感、食欲不振などの症状を起こします。

血からくる未病としては、「瘀血《おけつ》」、「血虚《けつきょ》」など。

瘀血とは、血液の流れが悪くなっている状態です。そのため、顔が赤黒いかもしくは青黒く、皮膚や粘膜に紫の斑点や青筋が見られます。

血虚とは、血が不足している状態です。顔が青白く、唇や爪の色が薄い、また、めまいや不眠などの症状があります。

水からくる未病としては、「陰虚《いんきょ》」「水毒《すいどく》」など。

陰虚とは、体の水分が不足している状態です。口やのどがかわいたり、のぼせやすくなったり、尿の量が少なくなったりします。

水毒とは、体に余分な水分がたまっている状態です。むくみや腫れ、鼻水や下痢などの症状があります。

漢方療法は、これらの未病の症状に対して適切な漢方薬を処方するわけです。

西洋医学では、診断で病名を決めてから治療を行うので、未病の状態には対応できません。しかし、漢方では病名がない状態の症状でも治療ができるのです。

西洋医学では診断と治療が分かれていますが、漢方では診断と治療が直結しています。西洋医学は病気が主体の治療であるのに対して、漢方は病人が主体の治療なのです。

漢方薬の効用

サイ・クリニックでも、「気血水」の判断に基づいて漢方療法を行っています。

現在、医療用として一四八種類の漢方薬に保険の適用が認められていますが、私が使うのはその中の二〇〜三〇種類です。それでほとんどの病気が治るのです。

人工合成された西洋医学の薬とは違って、漢方薬は自然界にある植物を中心に、動物の皮や骨、一部の鉱物など、二種類以上を組み合わせて作られています。

西洋医学の薬には副作用が出ることがありますが、漢方薬は自然の生薬なのでその心配はありません。

ただし、一時的に血圧が上がったり、下痢になったり、ニキビが出たり、などの症状が起こることがあります。これは、体の悪いところが良くなっているための「好転反応」と言われるもので、副作用とはまったく違います。

好転反応は、くり返すうちに弱くなっていきます。ですから、これを漢方薬の副作用だと勘違いしてはいけません。副作用は症状以外の体の部分が悪化する作用ですが、好転反応は症状が治癒する過程で起きる現象なのです。

前にも書きましたが、体に不調の症状が表れる原因は、疲れとストレスです。疲れとストレスがたまると、体力と気力の低下をもたらします。

体力と気力の低下には、段階があります。自然治癒力で回復できる段階では、何も症状は出てきません。しかし、自然治癒力が助けを必要とする段階になると、いろいろな症状が出てきます。

風邪もその一つです。次章で述べるように、風邪は病気ではありません。未病の症状です。自然治癒力が「助けてほしい」と言っているメッセージです。

自然治癒力が、ウイルスの力を借りて体を治そうとしている、それが風邪をひくという状態なのです。

風邪は病気ではありませんが、万病のもとです。医療機関にかからないと治らない病気は、風邪がきっかけになることが多いのです。したがって、風邪とうまくつき合うとかなりの病気の予防に役立ちます。

漢方では、風邪の症状をまず、汗をかくかかかないか、で判断します。

患者さんを見ただけで、前夜汗をかいたかかかなかったかがわかりますから、「ゆうべ汗をかいたでしょ」と私が聞いたとき、「はいそのとおりです」と答えるのは、もう治ってい く兆候です。

なぜなら、自分で汗をかける人やすでにかいた人は、それだけ体力があるという証拠なので、薬を飲まなくても自然と治るからです。汗によって、風邪のウイルスが外に排出されるためです。

汗をかいていない人、汗が出ない人には、漢方薬の「麻黄湯《まおうとう》」を処方します。麻黄湯には、体を温める、末梢循環をよくする、発汗を促すという三つの作用があります。

ひと汗かけば、人によってはすぐに元気になります。そして、何回かかいたら、ほとんどの人はけろっとするのです。風邪の症状を治すには、汗をかくことがそれだけ大切だ、ということです。

ちなみに、「湯」とは、煮出した煎じ薬のことです。漢方薬には「湯」のほかに「散《さん》」「丸《がん》」「酒《しゅ》」「膏《こう》」の種類があります。「散」は粉末、「丸」は丸薬、「酒」は酒でとかしたもの、「膏」は塗り薬です。

サイ・クリニックの漢方療法

第2章で医療のピラミッド三段階理論を示しましたが、サイ・クリニックでは、漢方療法についても同じようにピラミッド型で考えています。

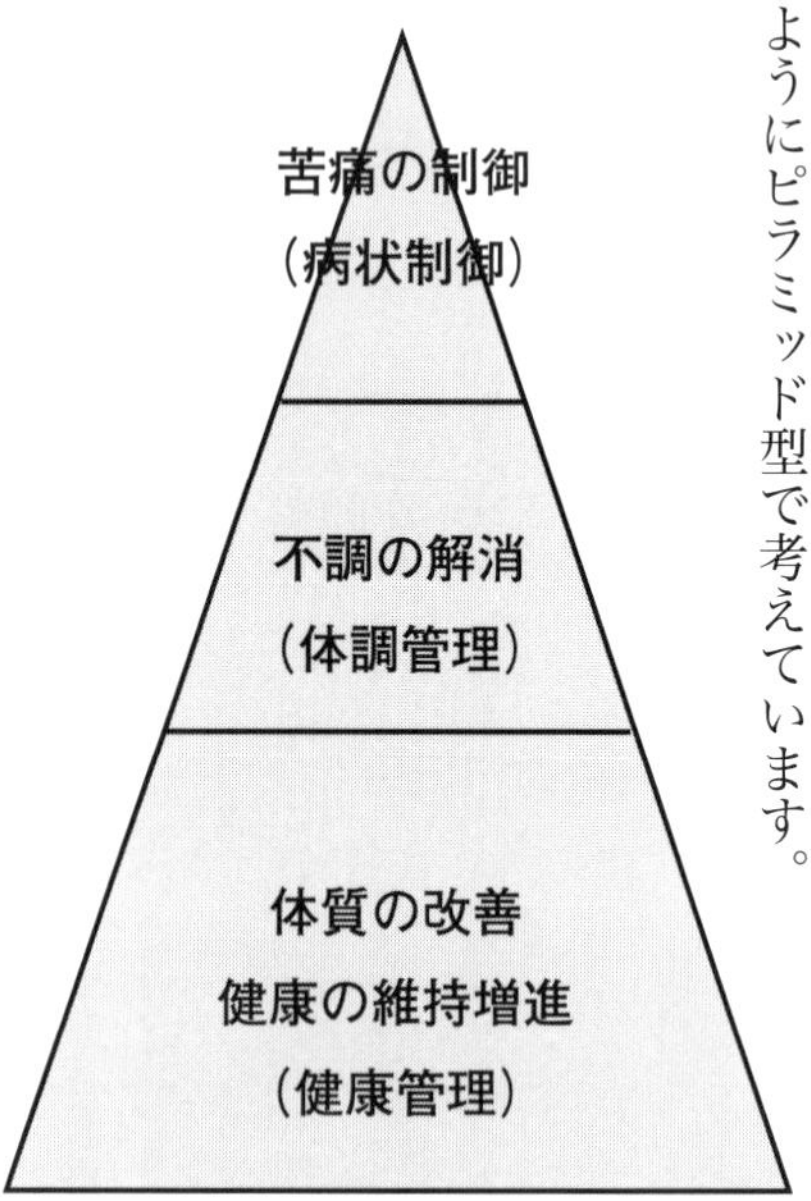

漢方療法

一番基礎になるのは「健康管理」です。健康管理をしっかりやって、早めに処置すれば、八割の病気は漢方で防ぐことができます。

健康管理とは、体質の改善と健康の維持増進を日常的に心がけることです。

生まれつき胃腸が弱い、低血圧だ、などといった遺伝的な体質や、生活の乱れやストレスで一時的に胃腸が弱くなったり貧血気味になったり、といった現在の体質を改善するのです。

健康管理のために使う基本の漢方薬は、「補中益気湯《ほちゅうえっきとう》」です。食欲不振、脱力感、虚弱体質、低血圧症などの体質改善に効果があり、体力と気力を補う作用があります。

尿検査や血液検査をすると、タンパクは○○、コレステロールは○○、糖は○○などと体力を数字で計測しますが、計測できない体力もあります。それは、体力の「力」であり、気力の「力」です。

「力」は、体全体の営養が調和して初めて出てくるものです。どのくらい「力」が出ているか、それは数字では表せません。計測できません。補中益気湯は、その計測できない「力」を補ってくれるのです。

補中益気湯を飲んでもだるさがとれなかったり、元気にならなかったりした人は、全体の営養を考える必要があるでしょう。

そのほか、胃腸が弱っている人には「安中散《あんちゅうさん》」、「平胃散《へいいさん》」、「六君子湯《りっくんしとう》」といった薬があります。

このように、それぞれの体質改善に応じた漢方薬がありますが、だからといって、それを飲めば必ず体質が改善されるかというと、そうではありません。一つの薬だけで改善されればいいのですが、そうではない場合がけっこう多いのです。

そのときは、改めて別の漢方薬を使ってみます。どういうときにどういう薬を使うか、医師の手腕が試されることになります。

私は、患者さんの様子を詳しく聞いて、どうしてこの薬を出すのかをていねいに説明して、了解してもらいます。なぜなら、患者さんがその薬の効果を信じなければ、改善するものも改善しないからです。

そしてその薬が本当に効いたかどうか、患者さんから聞き出します。患者さん自身が感じたことを、私に伝えてもらうわけです。それを聞いて、私も新たに気づくことがあります。前の薬が効かなかったから、今度はこっちの薬、と飲み比べて、どっちがより効いたか、どうしてそうなのか、を患者さんと一緒に考えてゆくのです。

「健康管理」の次の段階は、「体調管理」です。体質は、遺伝と過去の生活の状態によって決まりますが、体調は、体質といまの生活の状態が影響します。

体の不調は、いまの生活の疲れとストレスが原因で、症状として表れます。いままで無症状だった人が、少し症状が出た状態です。その症状を正しく理解して、体質改善と同時に、不調を解消する「体調管理」を行うわけです。

体調不良で表れる症状はさまざまです。先に述べた「未病」です。それぞれの症状に応じて適した漢方薬があるので、それを処方します。

体質改善のために飲むときも、体調管理のために飲むときも、漢方薬は夜間をベースにした飲み方が適しています。夜間は副交感神経が優位になる癒やしモードの時間なので、その薬が効いているかどうかがよくわかるのです。

夜間とは、夕方と就寝前のことです。夕方、日が沈んだとき、そろそろ飲んだほうがいい、と考えましょう。就寝前に飲むかどうかは、そのときの体調を検討して判断します。

あとは、朝です。たとえば、頭が痛くなりそうだ、あるいは、もう痛くなってきた、そんなときに飲みます。

食前でも食後でもかまいません。食前なら一時間以上前、食後なら一時間以上あとにしましょう。その服用でもし胃腸に負担がかかるように感じたら、食前三〇分、食後三〇分に変えます。

漢方薬を飲んでもまだ苦痛がある場合は、病状制御のために西洋の薬を頓服《とんぷく》（＝一日に何回と決めず、そのとき一回服用する）として飲みます。それが、サイ・クリニック流の薬の飲み方です。

患者さんに処方した漢方薬が、だいぶたっても飲み残されている場合があります。疲労回復の例だと、患者さんに「薬を飲まなくても、疲れないの？」と私は尋ねます。すると、「疲れない」。そのとき私はこう言います。「だったら、疲れを作りなさい」。

なぜなら、その薬が、その人にとってどこまで効いたのかがわからないからです。運動をしたり、好きな本を読んで夜更かしをしてみたり、あえて体を疲れさせて、最後まで薬を飲み続けてもらいます。

毎日楽をして体を動かさないと、肥満になります。そうならないためにも、あえて疲れを作って漢方薬を飲む。体に不調の症状が出ていなくても、体質改善のために漢方薬を飲む。それが、健康管理・体調管理ということなのです。

カウンセリングの重要性

健康管理・体調管理の基本は、正しい営養と運動と休養、この三つです。これまで積み上げてきた生活の結果が、いまの自分の体質を作っています。

たとえば、今日たまたまめまいが起きたとすれば、その原因は、ここ何日かの忙しさで疲れがたまっていたせいなのです。ですから、明日からはもっとゆっくりした生活を送らなければいけません。

このように、健康管理・体調管理は自分の領域であり、自分自身で解決すべきことです。しかし、それがすぐにはできないから、医師の助けを必要とするのです。

そんな患者さんに対して、私は医師として、その人のこれまでの人生のストーリーと現在の生活の実態を詳しく聞き、どうしていまの不調が表れたのかをていねいに説明します。

原因がわからないときは、わかるまで探ります。過去を思い出すといってもなかなかできるものではないので、去年のいまごろはどうだった、とか、一〇年前はどうだった、とか、患者さんが思い出せるように質問を重ねて、手助けをしてあげるのです。

そうすると、話しているうちに患者さんの気持ちがだんだん落ち着いてきて、「あ、わかりました」と原因に気づくと、不思議なことにそれまでの症状が消えているのです。

治療には心理的なカウンセリングが大切であることが、これでもわかります。

私は、人間の体の状態で見えるものは三パーセント、あとの九七パーセントは見えないもの、と考えています。見えるものとは、画像と計量です。コレステロールとか血圧とか、その数字が見えるものです。しかし、数字はわかっても、なぜそうなるのかは説明がつきません。説明がつかないのが、見えないものということです。

見えないものの下に、さらにもぐっているものがあるかもしれません。それをカウンセリングによって探り、想像してゆくわけです。「身心霊整合性医療」とは、そういうことです。

くり返すと、健康管理は自分でやること。体調管理は医師の助けを借りること。健康管理がベースなので、ベースをしっかりしたうえで医師が助けるわけです。ですから、体調管理も自分自身できちんと意識しなければいけません。

そもそも、管理とは自己管理のことなのですから。

第4章　風邪は病気ではない——私の「病」論

健康とは何か

ＷＨＯ（世界保健機関）という組織があります。人間の健康を基本的人権の一つととらえて、「すべての人々が可能な最高の健康水準に到達すること」を目的として設立された、国際連合の専門機関です。

ＷＨＯは、一九四八年の設立当時、「健康」について憲章の前文で次のように定義していました。

「健康とは、完全な肉体的（Physical）、精神的（Mental）及び社会的（Social）福祉の状態であり、単に疾病又は病弱の存在しないことではない」

ところが、一九九八年の総会で、この定義を次のように改めることが提案されたのでした。

「健康とは、完全な肉体的、精神的、Spiritual 及び社会的福祉の Dynamic な状態であり、単に疾病又は病弱の存在しないことではない」

新たに「Spiritual（スピリチュアル）」と「Dynamic（ダイナミック）」の文字が加わったわけです。

これは、大きな進歩だと思います。というのは、従来の憲章が意識していたのは「病」だったのに、一九九八年の提案では「健康」が意識されるようになっているからです。

「病」のときには、「Spiritual」という考え方がなかったので、治療することがすべてでした。

しかし「Spiritual」が加わったことで、だれもが健康で幸せになる権利がある、と強調されるようになったわけです。

「Spiritual」をどのような日本語に訳すかという問題があるのですが、「Mental」を「精神的」としているので、「霊的」と訳すのが妥当なところでしょう。

では、「霊的」な健康とは、どういうことでしょうか。私は、「生きがい」だと考えています。生きていることの充実感、幸福感ということです。「生きがい」を持っていることが、健康な人間の条件の一つというわけです。

また、「Dynamic」は、「健康と疾病は別個のものではなく連続したものである」という意味のようです。

すなわち「健康とは、完全な肉体的、精神的、霊的及び社会的福祉の動的な状態であり、単に疾病又は病弱の存在しないことではない」。

この新しい定義はまだWHOで正式に認定されているわけではありませんが、世界の医療界で健康に対する考え方が変わりつつあることの表れだと言えるのではないでしょうか。

肉体的、精神的な面だけではなく、霊的な状態（生きがい）も考慮して健康を考える。健康と疾病は別個ではなく連続しているから、健康だからといって疾病がないわけではなく、疾病があるからといって健康でないとは言えない。

これはまさに、私が提唱する「身心霊整合性医療」そのものの考え方です。

第1章で、「人」という生命体は体と心と魂から形成されている、と述べました。したがって、体と心と魂が正しく調和していることが、真に健康な状態なのです。

もし調和が崩れて体に不調の症状が表れたとしたら、調和を取り戻すような治療をしなければいけません。

しかし、西洋医学の制御の医療では、体の分子レベルで治療するだけなので、魂の健康までは届きません。ですから、真の健康を取り戻すためには、全人間的なレベルの調和の医療「身心霊整合性医療」をほどこす必要があるのです。

「身心霊整合性医療」は、人体の自然治癒力を重視する医療です。自然治癒力とは、「自分の意識とは関係なく、絶えず作動し、常に待機しており、何らかの損傷が発生すると自動的に自己修復プロセスを活性化する力」（薬学博士・中川美典氏の定義）のことです。

たとえば、切り傷を負ってもいつの間にか血が止まって傷口がふさがったり、外気の温度が高すぎたり低すぎたりしても体温は一定に保たれていたりするのは、自然治癒力が発揮されているからなのです。

自然治癒力は、私たちの体に生まれながらに備わっている生命力と言っていいでしょう。

その生命力を抑えるのではなく、生かす方向で行う医療、それが調和の医療です。

健康であるためには、体の自然治癒力を損なわないことが大切です。もし損なったとしたら、元どおりに回復させる治療を行わなければいけません。

サイ・クリニックでは、そのための治療と健康維持のアドバイスを実践しているのです。

したがって、私は病気に対しても独自の考え方を持っています。この章では、それを述べてみましょう。私の「病」論です。

「本当の病」と「病もどき」

「病気」という言葉を国語辞典で引くと、次のような説明がされています。
① 生体がその形態や生理・精神機能に障害を起こし、苦痛や不快感を伴い、健康な日常生活を営めない状態。医療の対象。疾病《しっぺい》、やまい。
② 悪い癖や行状。

①にあるように、病と病気、疾病が同じ扱いなのです。
私に言わせれば、これは間違いです。病と病気と疾病は、同じものではありません。区別しなければいけないのです。

なぜなら、病には「本当ではない病」と「本当の病」の二種類があるからです。

「本当ではない病」とは、「病もどき」で、病の九七パーセントはこれに当たります。これが一般的に「病気」と呼ばれているものです。

これに対して、残りの三パーセントが「本当の病」で、「疾病」と名づけられるものです。

では、「本当ではない病」と「本当の病」の違いはどこにあるのでしょうか。

私は、一般的に「病気」と言われているものは、ただの「症状」にすぎないと考えています。

症状の「症」の字は、「病垂《やまいだれ》」に「正す」と書きます。これは、体の中に自然治癒力が働いている兆候であって、そのことをわれわれに知らせるサインなのです。

また、「状」は、書状、つまり手紙です。自然治癒力が自分の力不足を自覚したときに助けを求めるメッセージです。

すなわち、さまざまな症状（発熱や痛みなど）は、体の不調を伝えるサインであり、助けを求めるメッセージなのです。

ですから、一般的には「病気」と呼んでいますが、それは「本当ではない病」「病もどき」なのです。

症状は、私たちに二つの気づきを与えてくれます。

一つは、自分はいまどういう体質になっているのか、もう一つは、これからどのような生活（生き方）をすればいいか、に気づかせてくれるのです。

体質は、遺伝と過去の生活の状態で決定されます。

したがって、もしあなたに何らかの体の異変の症状が出たとしたら、それは遺伝的な要素か、もしくはあなた自身の過去の生活状態が影響しているわけです。症状は、いままでの生活のあり方を改めなければいけない、と警告してくれているのです。

症状の原因は、生体の内部環境のゆがみ、不調および自然治癒力の不足にあります。

ですから、症状の治療は自然治癒力及び自然の力を利用した健康管理と体調管理が基本になります。

そして、症状がある限界を超えてしまうと、生体は外からの影響を受けやすくなります。外からの影響を受けると、生体がその形態や生理・精神機能に障害を起こし、苦痛や不快感を伴い、健康な日常生活が営めなくなります。「症状」から、「病状」となるわけです。

病状は、もはや体のサインやメッセージではなく、体そのものの「暴走」です。

心筋梗塞、脳梗塞、脳溢血、腸捻転、胃穿孔、骨折、ヒステリーなどのような異常な事態のことです。それが、「本当の病」であり、「疾病」です。

「本当の病」は病状の進行が速く、自然治癒力および自然の力の利用がむずかしいので、治療には西洋医学の制御の医療が優先されます。しかし、それは必要最小限にとどめるべきで、なるべく調和の医療としての健康管理と体調管理を治療のベースにしなければいけません。

「身心霊整合性医療」はそのような考え方に立っています。

体のゆがみと亀裂

症状と疾病の違いを、地震にたとえて説明してみましょう。

地震は、地層のゆがみが原因で起こります。小さい地震が続いているうちは、まだ大地に亀裂（断層）は生じませんが、何百年に一回という大地震がきたとき、あちこちに亀裂が生まれます。

亀裂はかなり強い力がかかっている場所なので、地層のゆがみが収まらないと、どんどん力が加わって、拡大していきます。

私たちの体の状態も、これと同じです。

症状は、体のゆがみです。小さなゆがみのうちはまだいいのですが、ゆがみが進行すると、地震と同じようにどこかに亀裂が出てきます。

症状が疾病に変わるのは、その亀裂が生じたときです。

いまの医療では、症状から疾病に変わる亀裂の発生を食い止めたら、もう治ったということになっています。しかし、一度生まれた亀裂は、完全にはなくならないのです。いつまた亀裂が発生するかわかりません。

病気が治ったというのは、亀裂の隙間を一時的に補修できた、ということです。完全に元どおりにはなってはいないが、補修した、だから治った、というわけです。

亀裂の補修には、二つの方法あります。コンクリートで埋めるか、自然の土で埋めるか。

コンクリートで埋めるのが、制御の医療です。

地震の亀裂の隙間をコンクリートで埋めると、固くて重いので、そのうちに周りが弱くなってゆがみを生じます。埋めたはずなのに、かえって新たな亀裂を生じさせてしまうのです。

だから、さらなるコンクリートが必要になります。

このように、制御の医療は途中でやめるわけにはいきません。

これに対して、自然の土での補修ならば、コンクリートのような固さや重さがないので、無理な力が加わることなく、安全に補修できます。

自然の土で体の亀裂を補修するのが、調和の医療です。

自然の土とは、自然治癒力と自然の力（代表的なものは薬用植物および鉱物、すなわち漢方）を利用することです。

「身心霊整合性医療」には、このような効果があるのです。

風邪は病気ではない

ところで、病気に対する一般的な常識には、間違っていることがけっこうあります。

たとえば、「風邪」と「がん」です。

まず、「風邪」について。

「風邪は万病のもと」という言い伝えがありますが、その通りだと私も思います。

では、どうして風邪をひくのでしょうか。それは、肉体的、精神的な疲れとストレスに起因する、体の不都合を解消するためなのです。

疲れや体力の減少、ストレスなどが強くなると、体を調整する交感神経が興奮状態になります。

交感神経の興奮は、末梢血管の緊張をきたし、末梢の血液循環を悪くさせ、ストレスに対抗するために、唾液が減少したり、食欲が減退したり、消化吸収能力を低下させたりします。

そのため、全身の血液循環が悪くなり、せっかく口から取った営養が、効果的に利用できなくなるのです。

また、解毒作用を持つ肝臓には、毒素がたまりやすくなり、肝臓に多くの負担がかかります。

こうして、ストレスや疲労は、風邪にかかりやすい体を作ってしまうのです。

風邪をひくと、くしゃみ、鼻水、咳などの諸症状が起こります。しかし、これらの症状は病気ではありません。

体は自ら調整する力を持っているので、発熱して体温を上げ、血行を促そうとします。さらに、汗、咳、痰、鼻水、くしゃみ、下痢などを自発的に起こして、たまった毒素を体外に排出しようとするのです。

つまり、風邪の症状（発熱、発汗、咳、痰、鼻水、吐き気、嘔吐、下痢、倦怠感、食欲不振、痛みなど）は、体の自己浄化・自己調整・自己活性化の表れであり、体の自然治癒力の発動を意味しているということです。

ですから、これらの症状をただ抑える治療をしてはいけないのです。制御の医療ではなく、自然治癒力を生かすことのできる調和の医療をすべきなのです。

では、風邪をひいたらどういう対処をしたらいいのでしょうか。大きなポイントは、休息と食事です。

①テレビは控え、体を休める

風邪をひいた状態は、全身の交感神経が興奮している状態です。体全体が興奮状態にある、ということです。ですから、必要なのは、できるだけ副交感神経が優位になるように体を休めることです。

とくに、テレビはできるだけ控え、静かな状態で休みましょう。音が必要であれば、ラジオにしてゆったりと体を休めます。

テレビを見てもいいだろうと思うかもしれませんが、じつは自然と負担がかかっているのです。交感神経が過敏になり、目も疲れています。そんなときにくり返し流れるテレビの映像は、さらに交感神経を刺激するのです。

風邪をひいたら、テレビは控え、できるだけ休息をとってすごしてください。

②仕事は休み、睡眠は二割ふやす

仕事はできるだけ休んだほうがいいでしょう。どうしても休めない場合は、しなければならないことだけをして、あとは休息をとってください。

どんな簡単な仕事でも、交感神経が興奮します。せっかく休んでいても、交感神経を刺激しては、休息効果が十分に得られないのです。

また、睡眠はふだんよりも二割ふやして、安静にして休養をとってください。

お風呂に入るときにも注意が必要です。

浴室は、できるだけ暖めてから入るようにしてください。そして、長風呂は禁物です。お風呂に長い間入ることにより、急激に体力が消耗します。風邪のときは、できるだけ早く体力を回復する必要があるのです。

熱いお風呂はとても危険です。熱が高い状態は、血液の中の水分が減少しています。熱いお風呂に入ると、さらに血液の水分が減少し、固まる危険があるのです。熱すぎるお風呂は絶対に注意してください。

③食事の量は通常より二割へらし、質にこだわる

風邪をひくと、肉などカロリーの高いものをとって回復させようとする傾向がありますが、それは間違いです。

風邪をひいた体の消化吸収能力は、大きく低下しています。そのため、通常よりも、食事の量は二割へらすのが正解です。

そして、タンパク質・ビタミン・ミネラルを十分摂取しましょう。具体的には、大豆・魚などをとるのがいいでしょう。また、生姜《しょうが》は体を温めますので、非常にすぐれた食材です。ニンニク・とうがらし・ねぎなどの刺激物は、できるだけとらないほうがいいでしょう。

野菜は体を温めるものと冷やすものがありますので、十分考慮してとったほうがいい食材です。糖質3、タンパク質3、脂肪3の割合が、非常にすぐれた食事バランスといえます。

④良い水をこまめにたくさんとる

水分はこまめにたくさんとってください。その場合、水道水ではなく、弱アルカリ性の天然ミネラルウォーターや活水機を通した水がベストです。

お茶やコーヒーは、避けるか、少なめに、飲む前に必ず十分にいい水をとっておくこと。炭酸飲料や缶ジュースなども避けたほうがいいでしょう。

高熱・多汗・嘔吐・下痢のときには、塩分を多く含むスポーツドリンクが必要になります。

⑤適宜に間食をとる

体がカロリーを要求するとき（たとえばお腹がすくとき）は、適当な間食で補いましょう。チョコレート・ピーナッツ・ポテトチップスなど体を乾燥させるものを避け、ゼリーやプリンのような、消化しやすい水気の多いものをとってください。

これらの基本的な対処法は、風邪が治り、体が完全に癒やされ、風邪をひく前よりも体調が良くなるまで続けなければいけません。体調が良くなっても、数日かけて、体調の変化に注意しながら、ゆっくりと生活、仕事の強度を上げ、本来の生活に戻っていかなければいけません。

要するに、風邪は「病もどき」の症状にすぎません。「人から風邪をうつされた」と訴える人が多いのですが、それはたまたまそのときに肉体的、精神的に疲れていたためにもたらされたものなのです。風邪に対する正しい心得と正しい対処をすれば、もとの健康状態を取り戻すことができます。

だから、私は患者さんにこう言っています。

「風邪をひいたことによって、あなたはむしろ助けられたのですよ。感謝すべきです」

風邪に生かされるのも、殺されるのも、あなた次第、ということです。

がんは人の浄化機構

次は、「がん」についてです。

多くの人々にとって、がんは最も不安な病気の一つでしょう。

がんについてはいろいろな見解がありますが、私はがんは病気ではない、と考えています。

なぜなら、がん細胞は老廃物の細胞を浄化する自然治癒力の一つだからです。

一個の人体は、約二六〇種類、七〇兆個の細胞で成り立っています。それぞれの細胞には寿命があって、早いものでは一日、長いものでは数十年で死に、新しい細胞と入れ替わります。

ちなみに、血液の赤血球の細胞の寿命は一二〇日、四ヵ月です。したがって、四ヵ月前のあなたの血液と、今日のあなたの血液はまったく違うもの、ということになります。細胞は、寿命の間にだんだん老化していきます。老化した細胞はゴミ同然の老廃物になります。老廃物は廃棄しなければなりません。

私たちの日常生活でもゴミの再利用が行われているように、体の中にも、老化した細胞のゴミ処理をして再利用する働きがあります。このゴミ処理をしてくれる細胞が、がん細胞なのです。

二〇一六年、大隅良典栄誉教授が「オートファジーの仕組みの解明」でノーベル生理学・医学賞を受賞しました。そのおかげで、オートファジーという言葉が一般にも広く知られるようになりました。

オートファジーとは、細胞内のタンパク質を分解して再利用する仕組みのことで、細胞内での異常なタンパク質の蓄積を防いだり、過剰にタンパク質を合成したときや栄養環境が悪化したときにタンパク質のリサイクルを行ったりします。

がん細胞も、このオートファジーと似た仕事を体内でしてくれているのです。

現代医学の常識では、がんは正常な細胞が突然がん細胞に変異して、細胞分裂をくり返して増殖する、と考えられていますが、それは誤解です。

千島《ちしま》学説という理論があります。生物学者の千島喜久男先生が、一九六三年に提唱したものです。

千島学説の基本は、赤血球はすべての細胞の母体である、ということです。つまり、人体のすべての細胞は赤血球が分化することによって作られている、というわけです。

千島学説によれば、がん細胞も赤血球から作られます。血液が汚れ、悪化した赤血球が集まり、溶け合ってがん細胞になるのです。正常な細胞ががん細胞に突然変異するのではありません。

この千島学説を支持するのは、現在の医学界では少数派です。けれども私は、かつてホメオパシー医学に触れ、そして千島学説に出会って、ほんものの医療へつながる理論がここにある、と確信したのでした。

千島学説に従えば、がん細胞は血液の老廃物を排泄しようとする、血液の浄化装置なのです。老廃物の中には、リサイクルすれば新しい細胞として活用できる営養分も残っています。

がん細胞は、その分別をしてくれるのです。

浄化装置ですから、健康な人の体にもがん細胞は存在しています。常に全身をパトロールしながら、リサイクルできるゴミと回収すべきゴミを探しています。

ゴミが回収できる段階だったら、がんは発生しません。がんにかかるのは、体の中に処理できないゴミが多くたまっているからなのです。

たとえば、肝臓が弱い人は、必ず肝臓にゴミがたまります。がん細胞がそこへゴミ処理に行きます。しかし、ゴミが多すぎると、ちょっと掃除するだけでは片づきません。そのため、ゴミが腫瘍になって悪化するのです。

べつの場所にもゴミがたまっていると、がん細胞がそちらへ移っていき、そこでもゴミが多すぎると悪化します。それが転移ということです。

がんの腫瘍ができるのは、だいたい慢性の炎症がある場所が多いのです。炎症は、細胞の環境が悪くなっているために起こります。つまり、ゴミが出ているということです。

ですから、がんを予防するには、ゴミを多く出さなければいいのです。細胞は必ず死にますから、ゴミは出ます。けれども、がん細胞が浄化できるゴミの量の範囲であれば、がんにはなりません。

では、ゴミをふやさないようにするにはどうしたらいいのでしょうか。

アメリカにいる、知人の女性の話です。

五七〜五八歳のころ、体調を崩して検査に行ったら、がんがあちこちに転移していて、「あと三ヵ月の命だ」と言われたというのです。最初は大きなショックを受けていましたが、事業を片づけて、田舎へ引っ込むことにしました。

しかし、体がどんどんつらくなって、何を食べてもおいしくありません。そこで田舎の畑で作られていた野菜をジュースにして、これを飲んでゆっくり死を待とうと決意しました。

ところが、その野菜ジュースがとてもおいしく感じられたのです。こんなにおいしいものは初めて、とすっかり感動してしまいました。そうしたら、体力が戻ってきて、それからは自分の畑で野菜を作って、それを食べるようになりました。

三年後、アメリカに行ったとき彼女を訪ねましたが、集まった仲間たちの中で一番元気でした。「あと三ヵ月の命」と宣告された人が、回復していたのです。

それは、なぜだったのでしょうか。

野菜を食べていたことがよかったのかもしれません。でも、それだけではないでしょう。何を食べてもおいしくなかったときに、こんなにおいしいものは初めて、と感動した。その気力があったからこそだと思うのです。

体力と気力、それが充実していれば、がんのゴミはできないのです。日頃からの健康管理が大切、ということです。

がん細胞は、決して悪人ではありません。むしろ、体を浄化してくれる善人だと理解すべきです。ですから、がん細胞を殺してはいけません。

現在のがん治療は、抗がん剤や放射線によってがん細胞を殺すことが中心になっています。

また、手術によってがん細胞を取り去ってしまいます。体の浄化装置を殺したり、取ったりするわけですから、いい治療だとは言えないでしょう。

がんが再発するのは、浄化装置を殺してしまったからです。再発した人は最初のときよりも体力が弱くなっていますから、新たな治療には耐えられません。治療しても効果が出ないので、医師はこう言います。

「あきらめなさい」

しかし、そう言われても症状がつらいから、緩和《かんわ》病棟というものが作られました。

緩和病棟では、がんそのものをなくす治療をするのではなく、死を迎えるまで穏やかに生きていられるように、肉体的、精神的な苦痛を緩和させるケアが目的です。治せなくても楽にさせる、というわけです。

しかし、患者さんからすれば、黙って死を待つのではなく、がんを治してもとの健康な生活に戻りたい、と願うのが当然でしょう。

では、どうしたらいいのでしょうか。

「身心霊整合性医療」では、抗がん剤や放射線や手術ではなく、漢方での治療を行います。漢方薬の処方でがんが好転した、という事例はすでにたくさんあります。

星野恵津夫先生の著書『がん研有明病院で今起きている漢方によるがん治療の奇蹟』には、その報告がのっています。

どんな成分ががんに有効なのかはまだよくわかっていないのですが、漢方薬には体力と気力を支えて、免疫力を回復させる効果があるのです。

制御の医療のように患部だけを抑えるのではなく、体全体の調和を取り戻す治療ですから、がんにも有効なのかもしれません。

一般の人はがんを病気だと思いこんでいますが、それは間違いです。病気だとおどかされるから、ものすごく心配するのです。がんは病気ではありません。がん細胞は、他の細胞の生きる環境を浄化してくれるのです。私がそのことを説明すると、患者さんは皆さん「ああ、治った気分です」と安心されます。

ついでに、「痛み」の症状についても触れておきましょう。

頭痛、肩痛、胃痛、腰痛、膝痛など、体の痛みはいろいろあります。これらの痛みの九割以上は、体の不調を私たちに伝えるメッセージです。痛みを感じると、何かの病気の予兆ではないかと心配するかもしれませんが、体の悲鳴（本当の病＝疾病）としての痛みは一割にも満たないのです。

ですから、体の不調を伝えるだけの九割の痛みに対しては、むやみに薬や注射で痛みを止めてはいけません。体の自然治癒力を抑えることになるからです。

痛みが出ているのは、自然治癒力が発揮されている証拠なのです。痛みに対処するには、痛みが自然に消えるよう、自分自身がどうすべきかをまず考えましょう。

そのためには、痛みを我慢しないことです。我慢しないというのは、痛みをこらえて体を動かす、何かをやる、ということではありません。その反対です。我慢して体を動かす、何かをすることを直ちにやめることです。

たとえば、元気なお年寄りが初夏に腰や膝の痛みで来院されることがあります。その原因は、庭仕事をしたことが一番多いようです。痛みが出たら、無理して庭仕事をする必要はありません。静かにしていれば、痛みは消えていきます。

それと同じように、体の痛みは、日常生活のどこかで無理をしたから出てきたのです。原因に気がついたら、すぐにその作業や仕事をやめて体を休めましょう。

健康になるとはどういうことか

「風邪」と「がん」と「痛み」を取り上げて私の「病」論を述べてきましたが、病の治療とは、単に症状の進行を制御したり、症状を解消したりすることだけではありません。本当の治療は、その人の体が「健康になる」ことでなければいけないのです。

では、「健康になる」とはどういうことでしょうか。

真の健康とは、人として体・心・魂（すなわち身心霊）が調和した幸せな状態のことです。

すべての人々にそのような幸せを与える、それが医療の目的でなければいけません。

ところが、現在の日本の医療界の実情は、その目的にはほど遠いと言わざるをえないのです。この章の冒頭で述べた「スピリチュアル」への対処が足りないのです。

体や心の病を治すだけではいけません。魂（霊）の幸福、すなわち生きがいを与えるところまで、その人をケアしなければいけないのです。それができるのは、西洋医学の制御の医療ではなく、調和の医療、「身心霊整合性医療」です。

と言っても、私は西洋医学を否定しているわけではありません。病状によっては、西洋医学でなければ治療できないものがあります。「体の暴走」すなわち「本当の病＝疾病」の場合です。

しかし「本当の病」は、「病」の三パーセントです。残りの「病もどき」の症状に対しては、制御の医療はふさわしくありません。体の自然治癒力を阻害してしまうからです。

それなのに、そうした「病もどき」に対しても制御の医療をほどこしているのが、日本の医療界の現状です。病名を作り出して患者の不安をあおり、治療するために製薬会社が開発した新薬をどんどん投与する。

上は厚生労働省からはじまって、大病院、製薬会社、研究者までつながる医療システムが、社会の繁栄のためと称して、がっちりと形成されています。しかし、そのシステムの中で患者さんの健康と幸せが犠牲にされている、と思うのは私一人だけでしょうか。

そのことを患者さんに話すと、ほとんどの人が「なるほど。ごもっとも」とうなずいてくれるのです。

「スピリチュアル」の健康を意識した医療を実現するためには、そして、すべての人が生きがいをもって健康で幸福な人生を送れるようにするためには、いまの政治、経済、社会のシステムを大きく変える必要があるのかもしれません。

「身心霊整合性医療」は、そこまで視野を広げた医療です。人の誕生から終焉までの健康および幸せを支える行為、それがほんものの医療だと私は思っています。

第5章　健康の基礎は食べものが作る——私の「営養」論

食糧大量生産、大量消費の弊害

身心霊整合性医療では、「営養」を重視します。

営養は、肉体および肉体の健康の基礎です。したがって、何をどのように食べるか、どのような営養をどのようにとり入れるか、それが健康にとって最も重要なテーマの一つなのです。

ところが現代人の食生活の実態は、その重要性を忘れて、大きく乱れていると言わざるをえません。最大の原因は、食糧の大量生産、大量消費です。

食べものの歴史を振り返ってみましょう。

かつて人は、他の動物と同じように、狩猟によって食べものを得ていました。それがだんだん進化して、自分で食糧が作れるようになりました。

すると、食糧の奪い合いの戦争が起こります。戦争は、さまざまな科学文明を発達させ、食糧の生産にも大いに貢献しました。その過程で財産や権力中心の社会が形成され、戦争もエスカレートして二度の世界大戦をもたらしました。

文明の発達による技術改良で、食糧の大量生産が可能になったのですが、問題はそこにあります。

大量生産が始まってからは、農地のリサイクルが早くなり、大量生産を続けるために、殺虫剤、人工肥料、農薬などが使われるようになりました。その結果、土地の営養がどんどん失われていったのです。

そこに危機感を感じて、有機栽培の農業をする人もふえてきました。しかし、有機栽培は手間もかかるし、大量生産には向いていません。ですから、いまなお有機栽培をしている農家は、全体の一〇パーセントぐらいしかないのです。

また、生産物を加工した食品には、長期保存したり味をよくしたりするために、保存料や添加物が使われています。それを、私たちは毎日大量消費しているわけです。

こうした現代の食糧事情では、私たちが不健康になってしまうのは当然でしょう。

では、それをよい方向に変えるにはどうしたらいいのでしょうか。営養に対する正しい認識がいまこそ必要だ、と私は考えています。

いまは生産技術がかなり進歩して、精製や濃縮などによって取り出した単一成分を商品化したものが消費者に評価されるようになりました。かなりの利益が取れるので、食品会社もその開発に力を注いでいます。

しかし、もともとはいろいろな成分によって成り立っていた食材を、単一成分だけ取り出したのでは、営養が偏ってしまいます。そこで、足りない営養を他の食品で補わなければなりません。サプリメントが流行しているのはそのためです。

はたしてそれはいいことなのでしょうか。

いい人生を送るためには、いい生活をしなければいけません。いい生活をするには、体に正しい営養がなければいけません。私の営養論はここから始まります。

営養の三要素

さて、ここまで私は「営養」という表現を使ってきました。「えいよう」を国語辞典で引くと「栄養」と「営養」の二つが出てきます。

なぜ「栄養」でなくて「営養」なのか。「栄養」は「栄える養分」、すなわち、社会の繁栄のために養う、ということです。これに対して「営養」は、人間の肉体の生命の営みを養う、という意味になります。

私は、「栄養」ではなく「営養」が本当の「えいよう」だと考えているのです。

ちなみに、中国語には「栄養」という表現はありません。なぜなら、「営」と「栄」の発音が違うからでしょう。日本語では営と栄の発音が同じですから、何らかの理由で「栄養」が使われるようになったのだと思います。

「営」ではなく「栄」、そこに人間の健康に対する一つの価値判断が働いているのではないでしょうか。

人体は、その六〇～七〇パーセントが水です。残りの三〇～四〇パーセントが、生命を持っている七〇兆の細胞および生命を持たない細胞以外の物質です。この細胞以外の物質が、「営養」です。

「営養」は、「養分」「営素」「健康素」の三つに分けられます。

養分は、肉体を作ったり、肉体の営みに熱量を提供したりする営養です。おもにタンパク質、脂質、糖質から成り立っています。いわば、「体の構成成分」および「体内の燃料」です。しかし、燃料は燃料のままだと役に立ちません。これが燃えることによって、エネルギー（熱量）が生まれ、初めて生命の火が点灯されるのです。

つまり、燃料としての養分が燃えるためには、火をつける着火剤が必要です。その役割をはたすのが、営素です。肉体の営みの素、すなわち生命を生み出す原動力、体の存続に関わる最も大切な要素です。ビタミン、ミネラル、酵素、ホルモン、伝達物質（細胞間の情報伝達をする物質）などがこれにあたります。

営素の中で、ビタミンとミネラルは着火剤としての役割を受け持ちます。そして、発火したあとの火の強弱をコントロールするのが酵素です。

燃料としての養分は、過剰に燃焼したり、反対に燃焼が不足したりすると、なかなかいい営みができません。料理にも強火、中火、弱火がありますが、それと同じように、燃料としての養分の燃焼にも適した温度があります。人体にとって一番いい燃焼は三七度です。

ですから、人の体内温度は、三七度を中心にして、三六・五～三七・五度の間を行ったり来たりするのが一番健康にいいわけです。

健康素は、植物性食物繊維の中に含まれるもので、色、香、味を出す極微量な成分物質です。ファイトケミカルと呼ばれています。イソフラボン、ルテイン、サポニンなど、いわゆるサプリメントの原料になっているものです。

健康素は生命の維持に絶対不可欠というわけではありませんが、適時適所に健康素があると、最も健康的な、ダイナミックな人体が作れます。

わかりやすくするために、体を一つの会社組織にたとえてみましょう。

体という会社において、養分は資本・資本金・資産にあたります。資産が多すぎたり少なすぎたりすると会社経営に悪影響を及ぼすように、養分のとりすぎや不足は体に悪影響を及ぼします。

養分が常に過不足なくあることによって、初めて生命はよい営みができるのです。

営素は、会社で言えば営業に携わるマンパワー、会社経営の理念およびノウハウ、ということになるでしょうか。経営の理念がしっかりしていて、そのノウハウに基づいてマンパワーが発揮されれば、会社は成長します。

健康素は、会社における顧問のような存在です。顧問は高給であり、自己主張が激しいので、たくさんいればいいというものではありません。一人か二人が適当、三人以上になると会社の負担が大きくなるだけではなく、議論の場で喧嘩が絶えず、営業活動がうまくいきません。

それと同じように、健康素も、何種類もサプリメントとしてとればいいというものではないのです。

サプリメントを理解する

そこで、サプリメントについて少し説明しておきましょう。

いま日本では、サプリメントの売上は医療費を超える七〇~九〇兆円の規模に達していると言われています。それだけ、日本人の健康志向が強いということなのでしょう。

しかし、現在流通しているサプリメントの中で、本当に健康の手助けになるのは一〇パーセントにも満たない、と私は思っています。

というのは、合成されていたり、添加物があったりするものが多いからです。もともとの成分を精製したり濃縮したりして単一成分を抽出することが、サプリメントとしてより効果を発揮すると考えられているのかもしれませんが、それは違います。

たとえいい主成分が入っていても、精製や濃縮によって合成されていたり、効果を持たせるために添加物があったりすると、期待される効果はなかなか出てこないのです。

かつて、サプリメントを飲んでいて亡くなった人がいて、問題になったことがあります。そのサプリメントには、本当は入れなくてもいい添加物が入っていて、元気になるから、と宣伝していたのです。

資本主義社会はみな金儲けを考えるので、売るためには何でもします。添加物のないサプリメントならいいのですが、いまのサプリメント製品には、主成分のほかにむだな成分を含んでいるものが多いので、過ちのないようにしっかり選ぶ必要があります。

そもそも、サプリメントはすぐに効果が出るものではありません。少なくとも一年間は試してみましょう。

試しているうちに、体の調子が悪くなることがあるかもしれません。その場合、そのサプリメントが本当に体に害を与えているのか、それとも好転反応の症状として出ているのか、を見分ける必要があります。好転反応なのにそこでやめてしまうと、サプリメントの効果が出ないからです。

患者さんが体の不調を訴えて診察にきたとき、サプリメントを常用しているとしたら、そのサプリメントが、患者さんの体に害を与えているのか、それとも好転反応なのか、それを正しく見分けて適切なアドバイスができるのが、真の医師の仕事の一つだと言えるでしょう。

また、もしサプリメントを飲んでいて味を「まずい」と感じたら、それは体が拒否している証拠です。いくらいい成分でも、「まずい」と感じるほどに濃縮してあると、体に良くない場合があります。

なお、ゆっくり食事をする時間がないからということで、サプリメントを食べたり飲んだりして食事の代わりにすませる人をたまに見かけますが、それは全く誤った健康知識です。サプリメントは、あくまでも営養補助食品にすぎません。本来の営養は、きちんとした食事でとらなくてはいけないのです。

営養はバランスが大事です。偏った営養だけではいけません。養分、営素、健康素をバランス良く摂取することが、健康への第一歩なのです。

物事はいつもプラスとマイナスの面があります。プラスだと思っていても、良い面と悪い面があります。マイナスだと思っていても、同じです。その因果関係は常に流動的で、極端に言うと一瞬一瞬で変わります。禅の言葉では、これを「無常」と言うそうですが。

体に合った食品との出会いを

養分、営素、健康素をバランス良く摂取することが健康への第一歩、と述べましたが、現在の私たちの生活の環境では、それは不可能です。

複雑化した社会、ふえる一方のストレスや疲れ、さまざまな不安。毎日の生活は忙しく時間に追われているので、ゆっくり食事をして十分な営養をとる、という余裕がありません。

かつては、食事で成人は一日○○カロリー、タンパク質○○グラム、糖質○○グラム、脂質○○グラムを摂取する必要がある、だから、一日で野菜を○○グラム、魚を○○グラム食べなければいけない、といった基準がありましたが、いまそれをきちんと守れる人はなかなかいないでしょう。

たとえば野菜でも、いまはそれを生産する土地の営養がやせてきているので、同じほうれん草を食べたにしても、ビタミンの含有量が以前よりもさがってきています。足りない分は、サプリメントで補うしかないのです。

現代人は、食事だけでは必要な営養はとりきれません。ですから、健康になりたければ、サプリメントの服用は不可欠です。その意味で、良質なサプリメントをとることは、健康にとってはいいことなのです。

だからといって、一つのサプリメントに特化してはいけません。何種類も飲みすぎてもいけません。他の営養とのバランスを考えて、バランスの良いものをバランス良く、適量摂取することが大切です。

これを食べれば必ず健康になる、などという食品はいまの世の中にはありません。なぜなら、いまの食品はいろいろ加工・合成されて大量生産され、種類も豊富で複雑になりすぎて、添加物や保存料など、本来の営養とは関係のないものが多く含まれているからです。たくさんの食品の中から、自分の体に合っているものを見つける、それが大事です。ある人には大豆食品が必要なのに、ある人にはそれが体に合わないこともあります。ある人には鉄分が必要ですが、ある人にはそれをとりすぎると体に良くないこともあります。

自分の体に合った食品との出会いがあるかどうか。その出会いに気づくかどうか。しかし、自分に合っているからといって、特定の食品ばかりを選んではいけません。先にも述べたように、営養はバランスが大事ですから、偏った食事は健康を害します。

営養として一番重要なのは、タンパク質、糖質、脂質の三養分と、酸素と水です。この五つをいかにバランス良くとるかが、健康な体を保つ条件なのです。

三養分を燃やすには営素が必要です。養分と営素、生命はこの二つで成り立っています。したがって、生命を保つにはこの二つがあれば十分なのですが、現代の食糧事情、営養事情では不完全なので、健康素を加えなければいけないのです。

正しい食生活とは

ところで、あなたは、正しい食生活ができているでしょうか。

一日三食、朝・昼・晩、きちんと食事をしなければいけない、というのがこれまでの常識でした。確かにそれはその通りです。

しかし、現代人にはそれはあてはまりません。社会が複雑化して、毎日時間に追われて生活し、労働も軽いものから重いものまでさまざまです。そういう状況の中で、一律に規則正しく三食をとれ、というのは無理な話です。

仕事の量も時間の配分も、人それぞれ皆違います。一律の規則にこだわるのではなく、その人に合った食生活の正しいあり方を考えなければいけないのです。

営養についても同じです。その人の生活と体力に応じて、どういう営養バランスが最適かを考えて食事をとらなければいけません。

たとえば、力仕事や重い労働が昼を境に午後も続くようであれば、昼の食事は普通よりも軽めにしたほうがいいのです。肉体労働だからスタミナをつけなくちゃ、ということで昼も営養をとりすぎるのは、かえって体調を悪くします。

一日三食であるならば、私は朝と夕方と寝る前の三食をおすすめします。朝と夕方の二食でもかまいません。

朝食は一日の活動の源となるエネルギーを生むものですから、大切です。朝は忙しいからと朝食を抜いて仕事や学校に行く人たちがいますが、体の営養のためには決してやってはいけないことです。

朝食をきちんととれば、昼は無理して食べる必要はありません。そのぶん、夕方は一日の疲れがたまるときですから、しっかり営養補給するようにしましょう。

また、寝る前に食べるのは良くないと言われますが、夕食から時間があいているなら、軽めにお腹を満たすのは快眠を得るために効果的なこともあります。このときは、ご飯やラーメン、肉などは禁物で、スープ、ヨーグルト、ホットミルク、果物といった胃に負担のかからないものを食べましょう。

一日三食にしても、二食にしても、食事の間隔をどのくらいあけたら一番いいかは、その人自身で判断することです。十二時になったから昼食の時間だ、などといった規則や義務感にとらわれる必要はありません。

私は患者さんに言っています。「食事の時間は自分で作れ」と。

シンプルでスローな生活を

食事と同じように、薬の飲み方も規則にとらわれる必要はありません。

薬を処方されると、「一日三回、毎食後に服用」などと書かれています。だからといって、必ずしもその通りに服用しなくてもいい、と私は考えています。

私がすすめるのは、朝、夕、寝る前の服用です。薬の効果は、夕方ある程度一日の疲れがたまってきたときに飲んで、初めてわかるものなのです。

薬によっては飲んだあと次は数時間あけなければいけない、という指示がありますから、夕食後寝るまでの時間が短ければ、寝る前に飲む必要はありません。

現代人の生活は朝から晩まで、この時間にはこれをやる、この時間にはこの薬を飲む、など決められていることが多すぎます。それだけ何かにしばられている、ということです。

また、「健康のためにこの体操をしなさい、この運動をしなさい」と言われると、それをしないと病気になってしまうのか、と不安に思う人も少なくないでしょう。

「健康のために○○しなさい」と言われる○○の多くは、真の健康にはそれほど役立ってはいない、と私は思っています。なぜなら、それらは体の部分的な修正を強調しているだけで、身心霊整合性の健康を作るものではないからです。

人からすすめられたり教えられたりするのでは、真の健康は得られません。真の健康は自分自身で見つけるべきものです。

私はいつも、患者さんにこう言っています。

「健康になるかならないかは、すべてあなたの人生、生活の中にある」

いま現在、自分の体が何を感じているか、いま現在どういう体質になっているか。

ちょっと体がだるい、少しめまいがする、かすかに耳鳴りがする……そういう体質を感じたとき、それを感じる直前に何があったか、その原因に気づくことが大切なのです。

もし何も気づかなければ、そのままほうっておいてもかまいません。あれこれ考えても仕方のないことですから。

そして、次に何か行動を起こしてみるのです。たとえば、立ち上がったとき、もし体がふらっとして、「あ、疲れているのかな」と思ったら、そのまま横になって休めばいいのです。症状が出たら、次の行動の反応で、「あ、この症状ならこうするのが一番いいのだな」と気づくようになります。

体が最初に感じる違和感の原因のほとんどは、疲れとストレスです。生活のリズムは毎日違いますから、疲れとストレスの度合も毎日違います。

疲れは体力の低下を引き起こします。ストレスは気力の低下をもたらします。

疲れもストレスも、自然治癒力で回復できる段階ならば、体調に異変は起こりません。自然治癒力を大きく超えると、さまざまな症状が出てくるわけです。

その症状は、正しい営養のとり方で改善させることができます。その意味で、健康は食べものが作る、と言っていいでしょう。

健康にとってなにより大事なのは、体力と気力です。この二つが充実していれば、毎日の生活は生きがいのあるものになります。

身心霊整合性の健康とは、そういうことです。毎日の生活に疲れやストレスを感じることなく、生きがいをもって人生を送ることのできる幸せ。

そのためには、現代社会の仕組みに飲みこまれることなく、複雑ではなくシンプルに、忙しくなくスローに、シンプルでスローな生活を心がけることです。

規則や義務にしばられず、疲れたら休み、ストレスを感じたら気分転換をし、自分の身心を気楽にコントロールしていきましょう。

第6章　身心霊整合性医療の哲学

八つの基本理念

ここまで、現代医療に対する私の考えを述べてきました。制御の医療から調和の医療へ――と提唱する「身心霊整合性医療」とはどういうものなのか、理解していただけたでしょうか。

二度の世界大戦を見るまでもなく、戦争は常に大きな破壊をともないます。それと同じように、現代（近代）西洋医療も、常に破壊による完全制御を目標にしてきました。都合の悪い状況に対しては、徹底破壊もしくは完全制御、完全除菌で対処する方法です。

しかしそれは、結果的に調和および進化を破滅させただけでした。これからは、制御の医療ではなく、調和の医療を確立しなければいけません。

くり返しになるかもしれませんが、最後に、まとめとして私の医療哲学の基本理念を整理しておきます。

私の医療哲学の基本理念は、次の八つです。

1　「体」と「心」を持った「魂」が「人」になる。「心」は「体」と「魂」が一緒になったときに初めて見えるもので、「体」と「魂」の調和の状態を映し出す「鏡」である。

2　真実は宇宙にある。本質は魂にある。ツールは心にある。そして、体は一つ一つの事象の検証のために生まれたものである。

3　ほんものの医療は、人の健康を介して人の人生・生活を支え、人の自我の追求の手助けをするものである。

4　病の治療とは「健康」になることであり、単なる「苦痛の解消」「生理・心理機能の制御」ではない。

5　症状と検査結果（数値、図形と画像）で病名を作ったり病名を探したりするのではなく、日々の生活の中の生き方を探すべきである。

6　症状の九七パーセントは体からのサインもしくはメッセージであり、残りの三パーセントは体の悲鳴としての病状である。

7　健康診断は健康のために受けるものであり、早期発見・早期治療のために受けるものではない。

病の治療および予防には、早期発見・早期治療よりも、日々の健康管理・体調管理による体質改善が役に立つ。

8　「慈悲」の医療こそほんものの医療である。

では、それぞれの項目について解説してゆきましょう。

1「体」と「心」を持った「魂」が、「人」になる。「心」は「体」と「魂」が一緒になったときに初めて見えるもので、「体」と「魂」の調和の状態を映し出す「鏡」である。

第1章二九ページの図を見てください。

体、心、魂が最後に大きな円で囲まれていますね。それが全人間としての「人《ひと》」です。「人」は、三パーセントの「見えるもの」と九七パーセントの「見えないもの」で成り立っています。「見えるもの」が「人体」、「見えないもの」が「心、魂」です。そして、「心」を持った「魂」が「人間」というわけです。

つまり、「人」と「人間」とは別のもので、「人間」と「人体」が合わさって、全体としての「人」を形成しているのです。

「人間」にも「人体」にも、「人」という字が共通して入っています。それが、その事実を示しています。日本語はおもしろいです。

では、「人」にはなぜわずか三パーセントの人体が必要なのでしょうか。それは、九七パーセントの見えない存在としての人間の成長にとって必要だからです。

人体は、六〇～七〇パーセントの水と三〇～四〇パーセントの水以外のものから成り立っており、「水と営養と酸素」からなる「いのちの場（生命場）」に、七〇兆の細胞が生命の営みを続けています。その結果、老廃物（ゴミ）が出てきます。

その老廃物（ゴミ）が適切に処理されなければ、生命場が汚れ、良い生命の営みができなくなります。そうなると、健康が損なわれ、体が病気になるのです。

したがって、全人的な医療をほどこすためには、「体」だけを見ていたのではいけないのです。見える「体」と見えない「魂」を調和させる医療こそが、ほんものの医療です。「体」と「魂」の調和がうまくいっているかどうか、それが「心」に表れてきます。苦しい、つらい、快い、楽しいなどなど、「体」と「魂」の調和の状態を「心」が鏡となって映し出すのです。

前にも述べたように、目に見えている面だけがその存在のすべてではありません。見えない面、隠れている面のほうが、遥かにその存在の本質を示していることがあるのです。

見える面はごくわずかであっても、その存在にとって必要不可欠なものです。なぜなら、見える面は見えない面の存在を顕示し、見えない面の成長に欠かせないものだからです。

人も例外ではありません。見える面が「体」、見えない面が「魂」です。「体」は、刻々プラスのエネルギーやマイナスのエネルギーを作りだします。その結合の力を頼りに、「魂」

は自分の存在を確認して成長してゆくのです。

人間の段階では、「魂」と「体」はまだ完全に一体になってはいませんが、「魂」と「体」が完全に調和して一体になったとき、本当の「人（＝霊）」が誕生します。

「身心霊整合性医療」は、その実現をめざす医療です。

2　真実は宇宙にある。本質は魂にある。ツールは心にある。そして、体は一つ一つの事象の検証のために生まれたものである。

私たちが生きているのは、宇宙の森羅万象の現象の中の一つです。したがって、すべての真実は宇宙の中にある、と言っていいでしょう。

では、宇宙の真実とは何でしょうか。それは、宇宙の創生にまでさかのぼって考えなければいけません。

「無」という考え方があります。それは、「何もない」ということではありません。「無」もまた一つの存在であると私は思います。

ただし、無は混沌とした無秩序の存在のために、意識できないものになっているだけです。

それを仮に「無―意識」と呼んでおきましょう。

その「無―意識」が進化して、やがて意識できる存在になります。この最初の意識を「根源意識」と名づけるとすれば、宇宙創生はこの根源意識から始まったのではないでしょうか。そして、創生した宇宙は、ほんものの宇宙（究極の調和を保つ宇宙）に向かって進化し続けるのです。

宇宙の進化は一点に向かっていくのではなく、無限に広がっていきます。その意味で、宇宙およびすべての存在は永遠不滅だと言うことができます。

そうした宇宙の現象の一つとして、私たち人間も存在しています。宇宙の真実が人間にも反映されているのです。

それが「魂」だと、私は思います。つまり、宇宙の本質が「魂」として表れているわけです。その本質の事象を検証するために「体」があります。

すなわち、「魂」（宇宙の本質）と調和がとれていれば「体」は健康であり、その調和が壊れた状態が「体」の不調の症状になります。

「心」は、「体」と「魂」が調和しているかどうかを映し出す鏡です。調和が壊れているとき何をすべきか、それは、「心」を見るしかありません。「心」を見れば、何をすべきかを教えてくれます。その意味で「心」はツールなのです。

宇宙の森羅万象は、調和がなくては存在できません。人も同じです。

「魂」と「体」を調和させる医療。そこまで考えて携わっている医師が、何人いることでしょうか。

3　ほんものの医療は、人の健康を介して人の人生・生活を支え、人の自我の追求の手助けをするものである。

すべての人を健康、幸せにする（できる）医療でなければ、ほんものの医療とは言えません。近代西洋医療はどう考えても、人の健康と幸せを犠牲にして、ただひたすらに社会の繁栄を追求する医療であり、ほんものの医療の格にはない、と私は思います。

先にも述べたように、健康とは、体に病気がない状態だけを言うのではありません。病気にかからず、人生に生きがいを持って、毎日幸せな心で楽しく生活できること、それが本当の健康です。

医療は、ただ体の病気を治すだけではいけないのです。その人が、真に健康な人生を送れるように身心を導いてゆく。健康で生きがいの持てる自我を確立できるように、手助けをしてゆく。それが、「ほんものの医療」です。

しかし、西洋医学を中心にした現代日本の医療界は、ほんものの医療とはほど遠いのが実状です。私は、それを正しいと思っています。ほんものの医療を日本全体に広げたいと思っています。

病気の患部だけを治療する西洋医学では、人の身心全体を健康にすることはできません。体と心を本来の正しい状態にし、魂と一体化させる「身心霊整合性医療」こそが、いまの時代には求められているのです。

4 病の治療とは「健康」になることであり、単なる「苦痛の解消」「生理・心理機能の制御」ではない。

前項と重なりますが、苦痛の解消や生理機能の制御だけが病の治療ではありません。

そもそも、一般に考えられている病の九七パーセントは、病ではない「病もどき」の症状です。

その症状の原因は、体質や過去の生活習慣にあります。ですから、苦痛や体の不調が一時的に治ったとしても、症状の根本原因である体質や生活習慣を改善しない限り、本当の「健康」にはならないのです。

西洋医学は苦痛の解消や生理・心理機能を制御する医療なので、体質改善や生活習慣の改善といった、全人的な治療の発想がありません。その点、漢方医療は体の自然治癒力を基本にした治療ですから、体質改善や生活習慣の改善に効果があるのです。

5　症状と検査結果（数値、図形と画像）で病名を作ったり病名を探したりするのではなく、日々の生活の中の生き方を探すべきである。

体調不良の症状を感じて病院に行くと、いろいろな検査をされて、その結果に基づいて医師が病名をつけ、薬が処方されます。

そのようないまの医療のあり方に、私は大きな疑問を持っています。なぜなら、目に見える検査の数字と画像だけでは、症状を起こしている本当の原因はわからない、と考えるからです。

病気の本当の原因は、検査の数字や画像には表れない、見えないところにあるのです。それを見つけて治療するのが正しい医療です。

見えないところとは、その人のこれまでの人生の生活歴の中に隠れています。それを患者さんへの問診できちんと聞き出し、病気の原因を作ってきたいままでの生活をどのように変えたらいいかをアドバイスしなければいけないのです。

検査画像に写らない異常もあれば、画像で異常に見えても体にとって何ら問題のない場合もあります。患者への問診によって、それを正しく見つける診断力が、医師には求められるのです。

ところが、いまの医療現場はどうでしょうか。二時間も三時間も待たされた末に、診療はたった二〜三分。こんな短い診療時間で本当の医療ができるわけがありません。

なぜこんな状態になってしまったのでしょうか。

その大きな原因の一つは、現行の診療報酬制度にある、と私は思っています。

日本の診療報酬制度では、報酬は現物給付です。すなわち、検査と投薬、手術などの医療行為をやればやるほど診療報酬点数が上がります。

しかし、診療時間については、三分だろうが三〇分だろうが、とれる点数は変わらないのです。

たとえば、頭痛と水虫の診療の場合を考えてみます。一目で診断がつく水虫と、三〇分かかってもなかなか診断がつかない頭痛でも、診療報酬点数は同じです。

こんな矛盾した制度にこれまでだれも異論を唱えてこなかったのが、不思議でなりません。

現在の日本の医療制度のもう一つの問題点は、医薬分業、薬価差益の抑制です。

薬価差益とは、薬価基準による公定価格と、病院や薬局が実際に購入する価格との差額のことです。

病院や薬局は患者に使用した薬剤費を薬価基準の価格（公定価格）で患者に請求します。しかし、実際はその価格よりも安く薬を買っているので、そこに差益が生じます。安く仕入れて高く売るわけですから、病院や薬局に利益が生まれるわけです。

厚生行政は、この薬価差益を抑制する方向に進んでいます。医薬分業は悪い制度ではありませんが、医薬分業を誘導するために薬価差益を抑制する。これは、病院にとっては大きな減収となるので、痛手です。

そこで、その対応策として、診療時間を短くして患者数を増やし、投薬以外の医療行為を増やす。それが現状です。

ゆがんでいると言わざるをえません。

6　症状の九七パーセントは体からのサインもしくはメッセージであり、残りの三パーセントは体の悲鳴としての病状である。

第４章で「一般的に病気と言われているものは、ただの症状にすぎない」と述べました。

症状は、体の不調を伝える言葉のようなものです。その症状の九七パーセントは体からのサインもしくはメッセージであり、残りの三パーセントが体の悲鳴としての病状です。

体からのサインとは、自然治癒力が働いていることを伝えてくれているのです。そのサインを生かすためには、体に対するあらゆる刺激を避けて見守ることが大切です。

刺激性の強い飲み物、食べ物、また体力以上の運動や労働、音・光による強い刺激を極力避け、脳の使いすぎおよびマイナス思考も避けなければならないのです。可能な限り体の安静および心の安寧を保って、自然治癒力の働きを見守ってあげるのです。

そして、その見守りを通して、体からのメッセージを感じとらなくてはいけません。

メッセージは、自然治癒力が力不足を感じ、助けを必要とするときに出す書状（つまり手紙）のようなものであって、助けてあげなければ体に不健康要素が残ります。この不健康要素こそ、慢性病の種です。

そのメッセージに対して、自然の力を利用して助けてあげるのです。それが、体の全体を考えた調和の医療です。

残りの三パーセントの体の悲鳴に対しては、西洋医学の救急医療で対応するしかありません。しかし、救命率は何割あるでしょうか。後遺症の残らない救命率は何パーセントあるでしょうか。

7　健康診断は健康のために受けるものであり、早期発見・早期治療のために受けるものではない。
病の治療および予防には、早期発見・早期治療よりも、日々の健康管理・体質管理による体質改善が役に立つ。


皆さんは、健康診断は何のために受けていると思っていますか。

病気の早期発見・早期治療のために受けている、と思っておられる方がほとんどではないでしょうか。

その認識は誤りです。

なぜなら、健康診断は文字どおり、現在健康であるかどうかを診断することが目的のものだからです。

それなのに、いまの健康診断は、病気の早期発見・早期治療があたかも健康になるための鉄則であるかのようにうたい、その結果をもって病気を作り、治療するようになっています。

はたしてそれで、本当に病の予防に役立つのでしょうか。

私は、違うと思います。

健康診断によって病気のレッテルを貼られ、本来は健康であろうと思われる方が自分を病気だと思い、日々不安を抱えて生活することになる。そんな、余計な病人をふやすことになっているのではないでしょうか。

健康診断は、かかりつけ医のところで受け、その結果をもって正しい健康管理・体質管理をしてこそ、初めて病気の予防になります。

本当に健康であるかどうかを診断するためには、健康診断は年に二回実施すべきだと思います。定期的にではなく、一回は一年の中で一番調子のいいとき、もう一回は一番調子の悪いときに受けるのです。

これをベースにして、ある程度以上に体の不調（つまり症状）を自覚するとき、これは尋常ではないと思うときに、かかりつけ医のところへ行って、しかるべき診察と検査を受けるのが正当でしょう。

8 「慈悲」の医療こそほんものの医療である。

医は仁術《じんじゅつ》、という言葉があります。医は仁《じん》、すなわちいつくしみの心、思いやりの心をもって人を救うべきもので、損得を考えてはならない、という意味です。

もともとは古代中国で生まれた考え方ですが、かつては日本でも医療の心得として広く理解されていました。

しかし、いまの日本ではもはや死語として忘れ去られてしまっているようです。その現状を、私は大いに嘆いています。

なぜなら、いまの日本の医療業界の仕組みは、厚労省、大学の医学部、病院、製薬会社、医師会などが損得に基づいて密接につながっていて、仁術よりも算術が先に立っているからです。

本来病気にならない社会を作るのが医療の理想なのに、むしろ、病気を作り出して儲ける社会になっているのです。

これでは、ほんものの医療とは言えません。

私は、「慈悲」の医療こそほんものの医療だと考えています。「仁術」ではなく「慈悲」。「仁」は中国の孔子が唱えた教えですが、「仁」よりも「慈悲」のほうが、いまの時代には適していると私は思うのです。

慈悲は、仏教の教えにある言葉です。慈とは、「いつくしみ」。悲とは、「あわれみ」。二つ合わせて、仏や菩薩が人々に楽を与え、苦しみを取り除く行為のことです。

ほんものの医療は、この慈悲の行為でなければいけません。

体の不調や病気は、苦しみです。その苦しみを取り除いてあげるのが医療です。しかし、ただ取り除くだけではいけないのです。

さらに、楽を与える。楽とは、病気にかからない健康な生活のことです。人生の生きがいを見つけ、毎日が幸福になるような生活のことです。

その「楽」を実現してこそ、初めて「ほんものの医療」と言えるのです。

家庭医制度の導入を

以上が、私の医療哲学の基本理念です。

医療制度への批判が多くなりましたが、批判だけではいけないので、制度改革のための提案をしておきましょう。

① 現役の医師の七割を「一般医」、二割を「専門一般医」、一割を「特化専門医」として養成する。

一般医には一次医療、専門一般医には二次医療、特化専門医には三次医療を担ってもらう。一次医療とは、現在の開業医がやっている仕事のことです。二次医療とは、現在の多くの病院がやっていることです。三次医療は、大学病院や研究機関がやっているかなり専門化された医療のことです。

② 医院（クリニック、診療所）は一般医院と専門医院とし、専門医院には専門一般医と特化専門医を置き、専門一般医あるいは特化専門医の資格を持つ医師だけが勤務できることにする。

専門一般医とは、人体の成り立ちのすべてを理解した上で、自分の専門（たとえば胃腸科、耳鼻咽喉科、整形外科など）を持つ医師です。特化専門医は、特別な技術を持っていてそれを専門的にトレーニングしている医師です。内視鏡検査や心臓カテーテル挿入などの技術です。

一次医療には、「かかりつけ医（家庭医）」制度を導入します。かかりつけ医は、家族単位で診療をほどすことがベストです。なぜなら、遺伝、生活環境、生活様式が似ている家族を家族単位で診れば、医療の質、効率ともに向上できるはずだからです。

欧米諸国では「家庭医」制度が広く一般に普及しているのに、日本ではまだほとんど根づいていません。それが、日本の医療現場の大きな問題点の一つです。

家庭医は、その家族全員の健康を管理します。家族はそれぞれ異なった症状や病状を示しますから、それをきちんと管理するためには、一つの専門ではなく総合的な医療知識が必要になります。

ところが、いまの日本の医学界はそのような総合医を育てるシステムにはなっていないのです。まずそこから改めるべきでしょう。

家庭医が自分のところで処置ができない病状は、二次医療として専門一般医にゆだねます。

患者さんのための医療を実現するために、ぜひこの改革に取り組んでほしいと思います。

正しい生き方を作る医療へ

ただし、制度を改革しただけでは、ほんものの医療は実現できません。健康に対する日本人の意識を大きく変える必要があります。

それが、この本の中で私が再三述べてきたことの核心です。

何度もくり返しますが、健康とは病気にかからないことではありません。体と心と魂の全体が調和し、生きがいをもって人生を生きているかどうか。そこが、健康と不健康の分かれ目なのです。

ですから、人にとって一番大切なのは「生き方」です。生き方が正しければ、そこに生きがいが生まれ、健康な生活を送ることができます。

では、正しい生き方とは何でしょうか。

私は、「毎日の生活に楽しさを感じること」だと思っています。

毎日が楽しければ、人は幸せな気持ちになります。病は気からというように、気持ちが幸せであれば、体も調和して病は遠ざかります。

では、どうすれば毎日の生活に楽しさを感じることができるのでしょうか。

何でもいいから夢中になることです。家事でもスポーツでも勉強でも、何でもいいのです。我を忘れて夢中になれるものは、楽しいものに決まっています。楽しければ、どんどんそのことに向かっていくことができます。やがて、それが生きがいになるのです。

「楽しい」と「うれしい」は違います。また、「楽しい」と「幸せな気分」とは違います。

たとえば、宝くじに当たったとしましょう。そのときの気持ちは、「楽しい」というよりも、むしろ「うれしい」に近いのではないでしょうか。しかし、「うれしい」気持ちはそのときだけです。長続きはしません。

また、おいしいものを食べたときは「幸せな気分」になりますが、それもすぐに消えてしまいます。

それに対して「楽しい」は一瞬では消えません。長く続く心のありようです。したがって、「楽しい」をいつも意識していれば、やがて「楽しい」ことが「生きがい」になっていくのです。

ただし、自分だけが「楽しい」のではいけません。自分も他人も「楽しい」ことが、ほんとうの「楽しい」です。

それに気づくことが大切です。

ですから、私は患者さんによく聞きます。「どうすれば楽しくなりますか」。患者さんに、自分の生活の中の「楽しい」を意識させるのです。そうすると、患者さん自身が答えを見つけます。

答えが見つかったら、その「楽しい」ことを毎日の生活に取り入れましょう。続けていると、途中で苦痛を感じることがあるかもしれません。周りからいろいろな風が吹いてくるかもしれません。しかし、それはあなたにとって良いことなのです。なぜなら、苦しさやつらさがわからないと、本当の楽しさもわからないからです。

私は患者さんに、「暴飲暴食がしたければ、してもいいよ」と言います。暴飲暴食は一時的に気分が満たされて「楽しい」かもしれませんが、そのつけが必ず体に表れてきます。そのとき初めて、「暴飲暴食はやっぱりつらい」と患者さん自身が気づくのです。

それと同じように、どんなことでも、つらさや苦しさがわからないと、本当の楽しさや正しい生き方に気づくことがないのです。

楽しさや生きがいなど医療とは遠い話だ、と思われるかもしれません。しかし、それは全くの誤りです。

全人間的な調和の医療をめざすのならば、体だけではなく、心と魂も健康にしなければいけないのです。魂の健康とは、「生きがい」を見つけることです。「楽しい」生き方を見つけることです。

「楽しい」生き方を続ければ、本当の幸せを得ることができます。

ですから、私は将来、クリニックだけではなく「幸せ人生塾」のようなものを開きたいと思っています。

塾といっても、勉強の塾ではありません。「楽しい」生き方を続けている人たちが集まって、語り合う場です。それぞれ方向は違っていても、語り合うことによって、お互いが因になって結果を与え合い、共存共栄していく。

「身心霊整合性医療」は、そういう社会の実現をめざしているのです。

おわりに

本書の中でも述べたように、「身心霊整合性」という考え方は、医療の世界だけにとどまるものではありません。社会のあり方、人の生き方までを含んだ広い哲学です。

一介の町医師がなぜそんなことを考えるのか、と疑問をもたれる方がいらっしゃるかもしれませんが、医師である私自身が、医師とはどうあるべきか、ほんものの医療とは何か、真の健康とは何か、と考えていったとき、最後にたどり着いたのがこの哲学だったのです。

そもそも、宇宙は調和の原理によって成り立っています。その中に生きる生命体の一つである私たちも、調和の原理によって支えられています。したがって、その調和が崩れると、体も心も「病もどき」の症状を示すのです。

「病もどき」の症状は、自然治癒力が自分の力不足を自覚したときに助けを求めるメッセージです。いまの生活のあり方にそれでいいのか、と反省を促す警告なのです。

警告が発せられたならば、いまの自分の生活のあり方を見直してみましょう。仕事で無理をしたことはなかったか。食事で営養が偏ってはいなかったか。知らないうちにストレスをため込んでいなかったか。睡眠が十分だったか、などなど。

反省すべきことがあれば、生活の方法を改めればいいのです。そうすれば、「病もどき」の症状は消えていきます。

医師は、患者さん本人がそこに気づく手助けをするだけです。病名をつけて薬を処方し続けるのは、決して正しい医療ではありません。

こうした私の「病論」「医師論」は、日本の医療の現状では異端の扱いをされることでしょう。けれども、私は決して自分が異端だとは思っていません。むしろ、いまの医療こそが間違っていて、私のほうが正統だと思っています。

こんなことを言うと、「思い上がっている」と批判を受けるでしょうか。私には、医学界で名前を売ろうとか、患者をたくさん集めようなどといった、名誉欲や野心は全くありません。小さなクリニックの開業医にすぎない私ですが、医療に対する信念だけは、どの大学病院の教授にも負けないつもりです。

本書は、私の提唱する「身心霊整合性医療」についての総論を述べたものです。十分に展開できたかどうか、読者の方に理解していただけたかどうか、いささか心配ではありますが、いずれ改めて各論ということで詳しく解説したいと思っています。

なお、サイ・クリニックについては左記のホームページをご覧ください。

○サイ・クリニックホームページ　http://sai-clinic.com

二〇一七年十一月

井泉　尊治

〈著者紹介〉

井泉尊治（いずみ　たかはる）

1949年台湾高雄市生まれ。

1967年台湾台中市中国医薬大学薬学部入学。

中医学・中薬の基礎を学び、日本の漢方医学に出会う。

1976年日本に留学。

東北大学薬学部生化学教室研究生を経て、1982年長崎大学医学部を卒業、日本の医師免許を取得。

同年東京大学医学部第三外科教室に入局。

その後、1988年横浜市都筑区（旧緑区）でサイ・クリニックを開院し、現在に至る。

病からの解放
—調和の医療があなたを救う

定価（本体1400円+税）

乱丁・落丁はお取り替えします。

2018年 3月26日初版第1刷印刷
2018年 4月 7日初版第1刷発行
著　者　井泉尊治
発行者　百瀬精一
発行所　鳥影社 (www.choeisha.com)
〒160-0023 東京都新宿区西新宿3-5-12トーカン新宿7F
電話 03(5948)6470, FAX 03(5948)6471
〒392-0012 長野県諏訪市四賀229-1(本社・編集室)
電話 0266(53)2903, FAX 0266(58)6771
印刷・製本　モリモト印刷・高地製本
© IZUMI Takaharu 2018 printed in Japan
ISBN978-4-86265-667-4 C0047